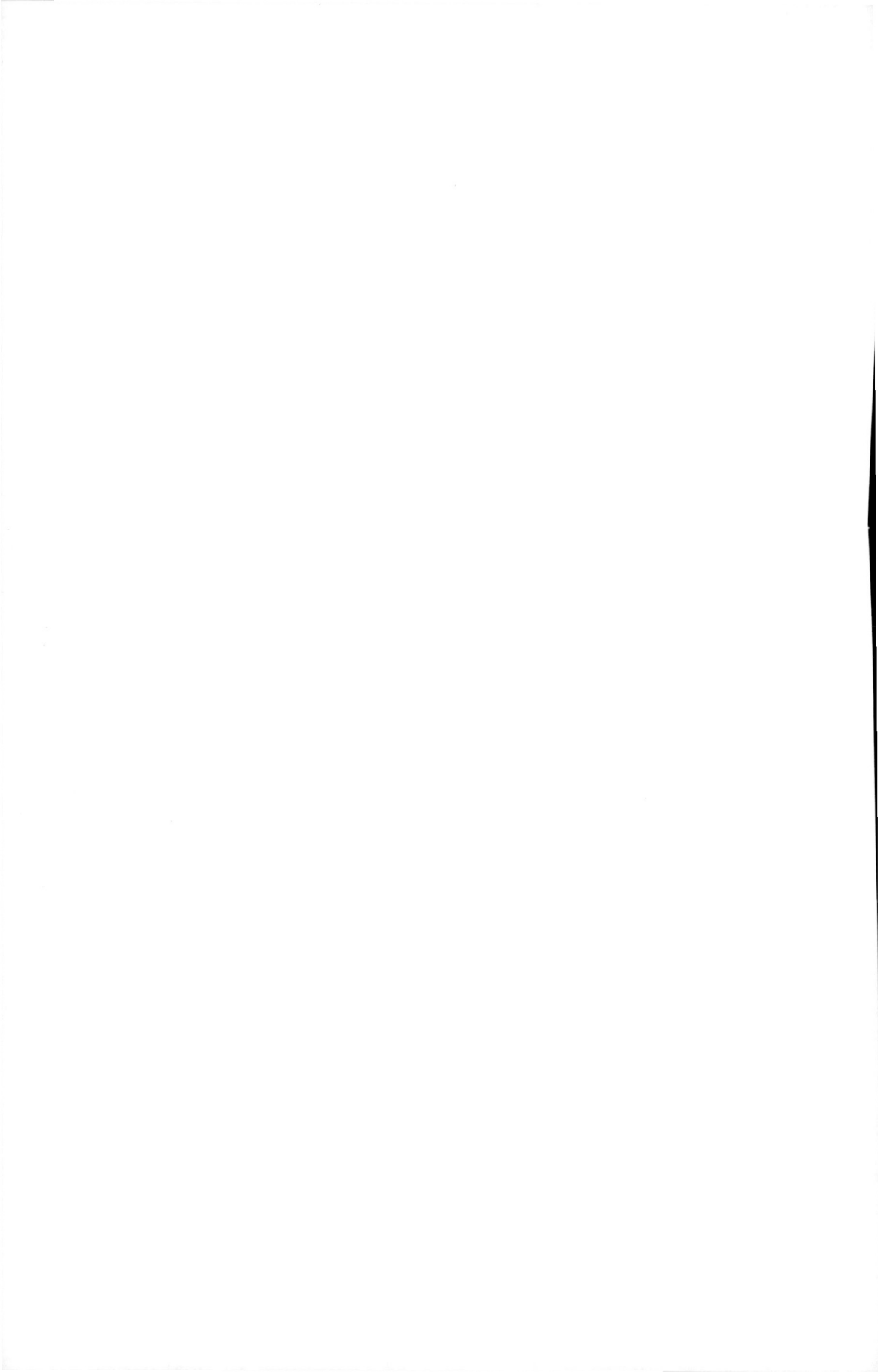

Leistungsbalance für Leitende Ärzte

Auch diese Bücher könnten Sie interessieren
Unsere Reihe »Erfolgskonzepte – Praxis - & Krankenhaus-Management«

- Papenhoff, Platzköster
  Marketing für Krankenhäuser und Reha-Kliniken
  Marktorientierung & Strategie, Analyse & Umsetzung, Trends & Chancen
  2010. 152 S. 30 Abb. in Farbe. Geb. € (D) **39,95**
  ISBN 978-3-540-89090-4

- Frank
  Meine Arztpraxis – erfolgreich im neuen Gesundheitsmarkt
  Die besten Strategien, Ideen und Konzepte
  2010. 190 S. 15 Abb. Geb. € (D) **39,95**
  ISBN 978-3-540-89088-1

- Schäfer
  Honorararzt - Flexibilität und Freiberuflichkeit
  Akquise, Organisation, Recht, Finanzen
  2011. 200 S., 25 Abb. Geb. € (D) **39,95**
  ISBN 978-3-642-13081-6

- Johannes, Wölker
  Arbeitshandbuch Qualitätsmanagement
  Mustervorlagen und Checklisten für ein gesetzeskonformes Qualitätsmanagement in der Arztpraxis
  2. Aufl. 2012. 94 S. 25 Abb. Mit CD-ROM. Geb. € (D) **89,95**
  ISBN 978-3-642-21788-3

- Jordt, Girr, Weiland
  Erfolgreich IGeLn
  Analyse - Organisation - Vermarktung
  2. Aufl. 2012. 210 S. 26 Abb. Geb. € (D) **49,95**
  ISBN 978-3-642-20462-3

- Kirchner, Schröter, Flesch
  Personalakquise im Krankenhaus
  Ärzte gewinnen, binden, entwickeln
  2. Aufl. 2012. 258 S. 73 Abb. Geb. € (D) **49,95**
  ISBN 978-3-642-24993-8

- Schramm
  Online-Marketing für die erfolgreiche Arztpraxis
  Website, SEO, Social Media, Werberecht
  2012. 180 S. 10 Abb. Geb. € (D) **39,95**
  ISBN 978-3-642-25146-7

- Weimann, Weimann
  High performance im Krankenhausmanagement
  Die 10 wichtigsten Schritte für eine erfolgreiche Klinik
  2012. 215 S. 60 Abb. Geb. € (D) **49,95**
  ISBN 978-3-642-25067-5

- Papenhoff, Schmitz
  BWL für Mediziner im Krankenhaus
  Zusammenhänge verstehen – erfolgreich argumentieren
  2. Aufl. 2013. 145 S. 38 Abb. Geb. € (D) **44,95**
  ISBN 978-3-642-29239-2

- Schramm
  Online-Marketing für das erfolgreiche Krankenhaus
  Website, SEO, Social Media, Werberecht
  2013. ca. 200 S. ca. 15 Abb. Geb. € (D) **49,95**
  ISBN 978-3-642-29226-2

- Schüller, Dumont
  Die erfolgreiche Arztpraxis
  Patientenorientierung - Mitarbeiterführung - Marketing
  2013. 170 S. 17 Abb. Geb. € (D) **44,95**
  ISBN 978-3-642-29296-5

- Hollmann
  Führungskompetenz für Leitende Ärzte
  Motivation, Teamführung, Konfliktmanagement im Krankenhaus
  2. Aufl. 2013. 200 S. 84 Abb. Geb. € (D) **49,95**
  ISBN 978-3-642-29341-2

Jens Hollmann

Angela Geissler

Leistungsbalance für Leitende Ärzte

Selbstmanagement, Stress-Kontrolle, Resilienz im Krankenhaus

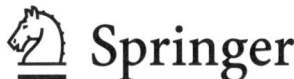 Springer

Jens Hollmann
medplus-kompetenz©
Seggernweg 4
21255 Bötersheim
www.medplus-kompetenz.de

Prof. Dr. med. Angela Geissler
Chefärztin
Radiologie und Nuklearmedizin
Robert-Bosch-Krankenhaus
Auerbachstraße 110
70376 Stuttgart
Angela.Geissler@rbk.de

ISBN-13 978-3-642-29333-7
DOI 10.1007/978-3-642-29334-4

ISBN 978-3-642-29334-4 (eBook)

Die Deutsche Nationalbibliothek verzeichnet diese Publikation in der Deutschen Nationalbibliografie;
detaillierte bibliografische Daten sind im Internet über http://dnb.d-nb.de abrufbar.

SpringerMedizin
© Springer-Verlag Berlin Heidelberg 2013

Planung: Hinrich Küster
Projektmanagement: Kerstin Barton
Koautorin: Katharina Daniels, Medizinjournalistin Berlin, daniels-kommunikation.com
Projektkoordination: Barbara Karg
Grafik: Jürgen Elsen, Kakenstorf (bei Hamburg), sinnbilden.de
Umschlaggestaltung: deblik Berlin
Fotonachweis Umschlag: © photos.com
Herstellung: Crest Premedia Solutions (P) Ltd., Pune, India

Gedruckt auf säurefreiem und chlorfrei gebleichtem Papier

Springer Medizin ist Teil der Fachverlagsgruppe Springer Science+Business Media
www.springer.com

Die Autoren

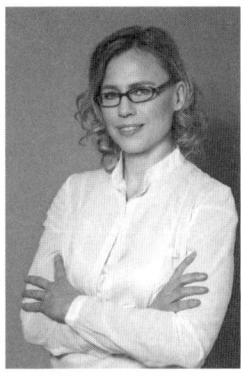

Prof. Dr. med. Angela Geissler ist Chefärztin Radiologie und Nuklearmedizin am Robert-Bosch-Krankenhaus Stuttgart. Berufliche Stationen waren u. a die Universitätskliniken Freiburg und Regensburg sowie das Department of Magnetic Resonance Spectroscopy, Huntington Medical Research Institutes, Pasadena, CA. Sie leitet aktuell das Forschungsprojekt Stressprävention, Sport und Meditation am Robert-Bosch-Krankenhaus. Als Zen-Trainerin des Daishin Zen betreut sie von der Ärztekammer anerkannte Meditationskurse für Ärzte und hält Vorträge für Führungskräfte zum Thema Stressmanagement und Burnout-Prävention.

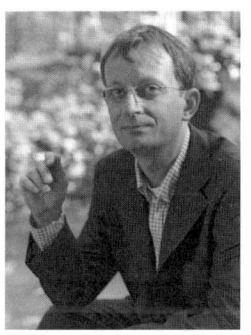

Jens Hollmann ist ausgewiesener Berater in der Gesundheitswirtschaft. Seit vielen Jahren begleitet er Chef- und Oberärzte insbesondere zum Themenfeld erfolgreicher Führung in Gestalt von Führungskräftetraining, Kommunikations- und Konfliktmanagement sowie Teamentwicklung im Krankenhaus. Der Inhaber von Medplus-Kompetenz® ist Lehrbeauftragter an der Donau-Universität Krems sowie Dozent an verschiedenen Hochschulen in Deutschland und gefragter Referent auf medizinischen Kongressen, bei Ärztekammern und medizinischen Fortbildungsveranstaltungen.

Was ärztliche Führungspersönlichkeiten sagen

»Dank der erfolgreichen Kooperation der als Berater und Chefärztin tätigen Autoren umfasst dieses Buch erstmalig alle wichtigen Perspektiven der Leistungsbalance für leitende Krankenhausärzte. Das gut lesbare Buch stellt mit großer Praxisnähe und umsetzbaren Anleitungen eine unverzichtbare Hilfe dar.«

Professor Dr. med. Bernd Grabensee, Geschäftsführer der Akademie für Fort- u. Weiterbildung Nieren- u. Hochdruckkrankheiten

»Der engagierte Arzt in Leitungsfunktion denkt an die eigenen Kraftressourcen oft zuletzt, und dies zeitigt nicht selten negative Folgen beruflicher und persönlicher Natur. Dieses Buch bietet probate und ebenso praxistaugliche Strategien und Techniken, mithilfe derer sich Leitende Ärzte ihre Leistungskraft und ihre Freude an ihrem Beruf erhalten.«

Dr. med. Carlo Moll, Chefarzt, Präsident VLSS/AMDHS (Verband der Leitenden Spitalsärzte der Schweiz)

- **Textauszug Kapitel 1**
Dieses Buch soll kein weiterer Beitrag zum allgemeinen Jammern über die Umstände werden. Unser Ziel ist es, dass Sie sich selbst wieder zum Gestalter der Geschehnisse machen, dass Sie als Arzt auch Arzt bleiben und nicht zum Patienten werden.

- **Textauszug Kapitel 2**
Als Chefarzt sind Sie sehr wertvoll für Ihren Arbeitgeber. Haben Sie sich umgekehrt schon einmal die Frage gestellt, was Sie von Ihrer Klinikleitung erwarten können, damit Sie Ihre Arbeit noch lange mit Tatkraft und Freude ausüben können?

- **Textauszug Kapitel 3**
Wenn Sie die Faktoren verifiziert haben, die Ihre dauerhafte »Kondition« ernsthaft gefährden (etwa Präsentismus), haben Sie einen wichtigen Schritt auf Ihrem Weg zur Gelassenheit getan.

- **Textauszug Kapitel 4**
Wenn Sie mit sich im Reinen, in Ihrer Mitte sind, können Sie die Stressoren des Klinikalltags nicht mehr im Kern treffen. Klarheit und Gelassenheit sind Führungstools, die Ihr Handeln strukturieren und auch für Andere wahrnehmbar sind.

Interviewpartner

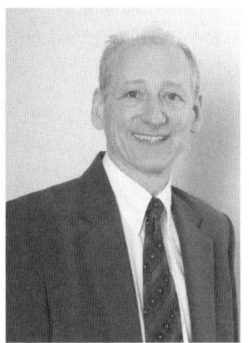

Dr. med. Joachim Galuska ist Mitbegründer und Mitglied der Unternehmensleitung der Heiligenfeld Kliniken für Psychotherapeutische Medizin, Psychosomatik und psychiatrische Rehabilitation in Bad Kissingen: »Ärzte sind als Patienten besonders kritisch und anspruchsvoll.« ▶ Abschn. 1.2

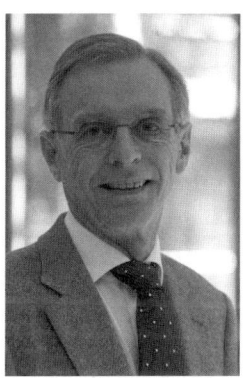

Dr. med. Wolfgang Panter ist Präsident des Verbandes Deutscher Betriebs- und Werksärzte: »Den Raubbau, der in Kliniken an der Gesundheit von Ärzten geschieht, gibt es in der Industrie kaum mehr.« ▶ Abschn. 2.8

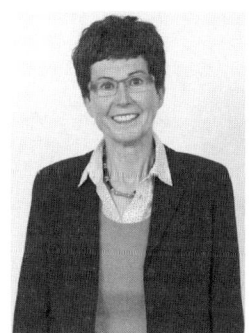

Prof. Dr. med. Barbara Buddeberg-Fischer vertritt die Fachgruppe Psychiatrie und Psychotherapie FMH (Berufsverband der Schweizer Ärzteschaft) und besitzt den Fähigkeitsausweis der Schweizerischen Akademie für Psychosomatische und Psychosoziale Medizin (SAPPM): »Besonders Ärztinnen setzen ihr Leistungslevel immer noch höher, um Anerkennung zu bekommen.« ▶ Abschn. 3.7

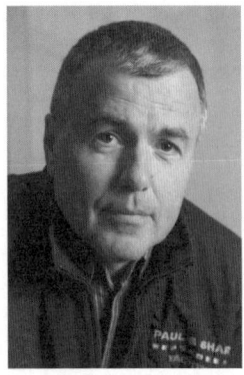

Prof. Dr. med. Peter Hofmann ist Universitätsprofessor an der Universitätsklinik für Psychiatrie der Medizinischen Universität Graz und Leiter der ersten Großstudie in Österreich zum Burnout von Spitalsärzten. »Mit Akkordmedizin machen wir den großen Fehler, Konzepte der Industrie auf die Medizin umzulegen.« ▶ Abschn. 3.8

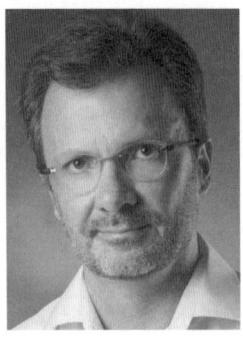

Dr. med. Dietmar Hansch ist Leiter der Abteilung Kurzzeittherapie an der Klinik Wollmarshöhe, Facharzt für Innere Medizin / Psychotherapie und Buchautor: »Wenn eine objektiv sehr schwierige Lebenssituation das Alles oder Nichts fordert und die eigene Gesundheit auf dem Spiel steht, kann auch ein radikaler Schnitt richtig sein.« ▶ Abschn. 4.6

Inhaltsverzeichnis

Einführung

1

Als Leitender Arzt müssen Sie in einem stetig wachsenden Aufgabenbereich immer schneller und entschlossener handeln. In Ihrer Leitungsfunktion erwartet man von Ihnen weit über Ihre medizinische Expertise hinaus Methoden-, Sozial- und Managementkompetenzen und überfachliche Führungsqualifikationen wie Teamentwicklung und Konfliktmanagement (Hollmann 2010) – ein Aufgabenfeld, dessen Vielfalt oft innere Widersprüche birgt. Zugleich scheinen die Uhren schneller zu gehen, der gefühlte Zeitdruck zur Aufgabenbewältigung steigt. In der Literatur und in Studien findet das Thema Burnout bei Klinikärzten bereits große Beachtung. In diesem Buch finden Sie Hinweise auf aktuelle Erkenntnisse zur Burnout-Forschung in jedem Kapitel und in einer Übersicht im Anhang. Wegweisende Ansätze und Erkenntnisse aus Studien finden Sie in den Statements unserer Interviewpartner.

1.1   Leistungsbalance in der Klinik – Eine Reiseroute mit verschiedenen Blickwinkeln

Dieses Buch soll kein weiterer Beitrag zum allgemeinen Jammern über die Umstände werden. Unser Fokus liegt auf der Prävention – und unser Ziel ist es, Sie darin zu unterstützen, die Situationen realistisch einzuschätzen, Unterstützungen einzufordern, die oftmals nicht bekannt sind, und vor allem sich selbst wieder zum Gestalter der Geschehnisse zu machen. Wir möchten mit diesem Buch dazu beitragen, dass Sie als Arzt auch Arzt bleiben und nicht zum Patienten werden. Steuern Sie dem Burnout entgegen.

In ▶ Kap. 2 werden Sie zunächst einen Blickwinkel entdecken, der Ihnen womöglich in dieser Form bisher nicht in den Sinn gekommen ist: Als Leitender Arzt sind Sie ein wertvoller Leistungsträger für Ihre Klinik, ohne Ihre Expertise gäbe es die Organisationsform Klinik nicht. Was aber tut Ihre Klinik für Sie, damit Sie Ihre Leis-

tungskraft und Ihre Freude an Ihrem Beruf noch lange – auch zugunsten der Klinik – einbringen können? Die ökonomische Bedeutung gesunder Mitarbeiter für die Klinik als Unternehmen ist unbestritten. Rund 70% der Kosten eines Unternehmens sind Personalkosten. Dass Sie als Leitender Arzt mit Ihrer vollen Leistungsfähigkeit eine wertvolle Ressource für optimale Prozesse im Hause sind, steht außer Frage. Welche Maßnahmen der Verhältnisprävention hat die Klinikleitung in Ihrem Haus zugunsten Ihrer Gesundheit als ärztlicher Leistungsträger ergriffen? In diesem Kapitel stellen wir Ihnen Handlungsfelder vor, die in vielen Unternehmen anderer Branchen bereits fest etabliert sind. Mit diesem Wissen können Sie als Leitender Arzt Ihre Klinikleitung gezielt zum Handeln auffordern.

In ▶ Kap. 3 lenken Sie Ihren Blick auf Ihre individuelle Positionierung in der Klinik, auf Ihren Arbeitsstil und Ihr Umgehen mit Ihrer eigenen Gesundheit. Gehören Sie auch zu den Ärzten, die vom Empfinden getrieben sind, Leistung ad infinitum erbringen und stets präsent sein zu müssen?

Welchen Erwartungen stehen Sie in der Klinik gegenüber, seitens der Klinikleitung, Ihrer Kollegen und natürlich der Patienten? Und – vor allem – wie gehen Sie mit diesen Erwartungen um?

In ▶ Kap. 4 vertiefen Sie Ihre Introspektion. In welchem Maß folgen Sie festen Handlungsmustern? Haben Sie sich schon einmal der Frage gestellt, ob Sie in Ihrem beruflichen – und in Ihrem privaten – Leben und Erleben Alternativen zu Ihrer gegenwärtigen Gestaltung Ihrer Lebenssituation sehen? Wie gehen Sie mit belastenden Situationen um? Binden Sie unerfreuliche Ereignisse antizipativ in das eigene Planen und Handeln ein? Ihre Schaltkreise im Gehirn und die Neuroplastizität Ihres Hippocampus sind die besten Indikatoren für die Qualität Ihrer Lebensführung.

Darum begleiten wir Sie in diesem Kapitel dabei, Ihre Denk- und Handlungsmuster einer kritischen Würdigung zu unterziehen und auf ihre Tauglichkeit zu überprüfen. In der ärztlichen Ausbildung und der Qualifizierung auf der Karriereleiter haben Sie im Regelfall nicht gelernt, sich mit wirksamer Selbstführung auseinanderzusetzen, den Blick auf die tieferen Schichten Ihrer Persönlichkeit zu richten und Ihre Grenze vor der Grenze zu erkennen.

In ▶ Kap. 5 finden Sie abschließend viele hilfreiche Checks zur Selbstüberprüfung und für erste konkrete Schritte Ihrerseits, um Ihre Freude an Ihrem Beruf wiederzuerlangen und Ihre Gestaltungskraft einzubringen. In den Interviews, die wir mit namhaften Wissenschaftlern und Forschern geführt haben, entdecken Sie weitere wertvolle Inspirationen.

Dieses Buch ist weniger eine Zustandsbeschreibung deutscher Kliniken und ihrer Leitenden Ärzte, sondern eher eine Reiseroute. Wir begleiten Sie auf der Reise durch diese Kapitel – von der präzisen Diagnose Ihres Arbeitsumfeldes und Ihrer individuellen Positionierung über die Auseinandersetzung mit medizinisch-wissenschaftlich fundierten Erkenntnissen zum Phänomen Stress bis hin zu Strategien für eine wirksame Selbstführung. Wir haben dieses Buch bewusst so gestaltet, dass Sie sich Schwerpunkte heraussuchen können, die Ihre individuelle Fragestellung besonders berühren. Vielleicht sind Sie vornehmlich an wissenschaftlichen Erkenntnissen zu neurokognitiven Prozessen interessiert? Vielleicht haben Sie als Leitender Arzt das Empfinden, generell die Dinge gut steuern zu können, wünschen sich aber Hinweise für eine Optimierung Ihrer persönlichen Rhythmen im Abgleich mit den Klinikerfordernissen? Vielleicht spüren Sie, dass sich grundlegend etwas ändern muss, sehen aber aktuell keine Handlungsspielräume? Wir wissen nicht, was Ihre Motivation ist, dieses Buch in die Hand zu nehmen; wir legen unser Augenmerk darauf, Ihnen konkrete Handlungsfelder aufzuzeigen für eine noch lange während Freude an Ihrer Aufgabe als ärztliche Führungskraft. Selbstverständlich ist dieses Buch auch ein Kompendium für diejenigen unter Ihnen, die Patienten mit der Problematik des Ausgebranntseins haben oder die dies bei Kollegen beobachten.

Was hat uns als Autoren bewegt, dieses Buch zu schreiben und was befähigt uns dazu? Als Chefärztin und als Berater und Coach für Leitende Ärzte sehen wir die die Kraftquelle für Ihre verantwortungsvolle Position in einer großen Achtsamkeit sich selbst gegenüber.

Als Ärztin setze ich mich vertiefend zu meiner Disziplin mit Hirnforschung und Bewusstseinsprozessen auseinander. Aktuell leite ich gemeinsam mit Professor Nadja Schott eine Studie zur Wirksamkeit von Sport und Meditation auf die Stressresilience von Führungskräften. Die Studie wird Ende 2012 abgeschlossen sein. Erste Zwischenergebnisse lassen bereits den Schluss zu, dass Sport und Meditation wirksam das Stressniveau senken. Nach der Publikation, voraussichtlich 2013, können Sie die Studie bei der Autorin erhalten.

Als Gründer und Leiter des Unternehmens medplus-kompetenz® setze ich in meinen Beratungen und Trainings den Fokus auf gelungene Führung und wirksame Selbstführung. Mit diesem Buch möchten wir Sie ermutigen, Ihre Potenziale zu entdecken und zu stärken, die Ihnen die Freude an Ihrem Beruf erhalten und Ihnen eine große Gelassenheit auch in herausfordernden Situationen ermöglichen.

1.2 Das Interview: »Ärzte vernachlässigen in ihrer speziellen beruflichen Situation oft sich selbst«

Dr. med. Joachim Galuska (Heiligenfeldkliniken) im Gespräch mit Jens Hollmann

♦ Herr Dr. Galuska, die Heiligenfeld-Kliniken sind ein wichtiger Anbieter therapeutischer Interventionen für Ärzte mit psychischen Erkrankungen. Wie sieht dieses therapeutische Programm aus?

→ Wir unterbreiten für eine Reihe von relevanten Berufsgruppen, etwa Führungskräfte und Lehrer, spezielle Angebote, auch für Ärzte. Ein Teil unserer Angebote richtet sich an alle gemeinsam, eine spezielle Psychotherapiegruppe ist ausschließlich für Ärzte konzipiert. Die berufliche Identität ist in dieser Gruppe ein sehr wichtiger Punkt, es geht darum, dass Ärzte sich hier um ihre Belange kümmern.

♦ Unterscheidet sich dieses Programm von den therapeutischen Interventionen für nichtärztliche Patienten und, wenn ja, worin?

→ Ich möchte es andersherum formulieren. Ärzte sind in einer besonderen Situation, ich sehe hier die Scham, sich einzugestehen, psychische Probleme zu haben, an den eigenen Ansprüchen gescheitert zu sein. Ärzte brauchen eine Würdigung ihrer speziellen beruflichen Situation, für andere da zu sein. In dieser Situation vernachlässigen sie oft sich selbst, sie neigen dazu, sich selbst zu übergehen, sie gehen über die eigenen Grenzen hinaus. Das kann zum Burnout führen.

»Wir haben gesellschaftlich gesehen das Problem der Verleugnung von psychischen Störungen. «

♦ Nehmen sie einen Unterschied in der Krankheitsbewältigung zwischen ärztlichen und nichtärztlichen Patienten wahr?

→ Es ist mir wichtig, hier einmal ganz deutlich zu machen, dass Burnout keine Erkrankung ist, sondern ein Prozess, der zur Erkrankung führt. Die Erkrankung kann sich in Dekompensationsmustern darstellen wie Depression, Sucht, Angststörung oder psychosomatischen Beschwerden. Die Patienten haben den Kontakt zur eigenen Selbstregulation verloren, die Signale in sich selbst werden nicht mehr beachtet. Dass gesellschaftlich gesehen Burnout so im Vordergrund steht, ist ein Teil des Problems. Ich kann

mir eher eingestehen, dass ich Burnout habe, als dass ich psychisch krank bin. Burnout bedeutet, ich habe viel gearbeitet, ich bin sehr identifiziert mit meinem Beruf, ich habe mich für Menschen, für das Unternehmen, für die Gesellschaft aufgeopfert, deswegen bin ich jetzt ausgebrannt, ich habe das Recht ausgebrannt zu sein. Allein diese Betrachtungsweise ist eine Abwehr des Geschehens, sich selbst vernachlässigt zu haben, vielleicht die eigenen Seele noch nie gespürt und gewürdigt zu haben.

♦ Wie stellt sich das gesellschaftliche Problem Burnout in der Medizin dar?

→ Wir haben gesellschaftlich gesehen das Problem der Verleugnung von psychischen Störungen. Nur die Hälfte der psychischen Erkrankungen wird von Ärzten als solche diagnostiziert. Warum tun die Ärzte das? Warum übersehen sie die psychischen Störungen? Gerade wenn Ärzte selbst in der Problematik stecken, werden psychische Störungen schnell abgewehrt, die Ärzte sehen lieber die somatischen Erkrankungen als Leiden der Seele, eben auch der eigenen Seele. Wenn Ärzte ein Leiden der Seele diagnostizieren, dann müssten sie auch die eigene Gestörtheit diagnostizieren. Dann müssten Ärzte sich fragen, was ist mit mir los? An meinem Arbeitsplatz? In meiner Familie? Wie stehe ich im Leben? Sie könnten dann merken, dass sie nicht so stabil und gesund im Leben stehen, wie sie gedacht haben.

♦ In Ihrem Behandlungskonzept spielt Spiritualität eine wichtige Rolle. Wie gehen Ärzte damit um, die von ihrem Denken eher auf Validierbarkeit, Evaluierbarkeit und Golden Standards ausgerichtet sind?

→ Die spirituelle Dimension ist in unserem Behandlungskonzept eine Komponente. Alle Bestandteile im Behandlungskonzept greifen ineinander. Dass es beispielsweise spezielle Psychotherapiegruppen nur für Ärzte als Patienten gibt, ist ein Bestandteil des Konzepts. Die spirituellen Elemente, wie Achtsamkeitsübungen, Momente der Stille, des Innehaltens, wie Konzentrationstechniken, auch wie Andacht, Gebet und Meditation auf Transzendentes hin berühren die Patienten genauso wie die Bewegungstherapie, die im körperlichen Erleben Empfindungen hervorrufen kann, die so bisher nicht zugänglich waren. Der spirituelle Teil des Behandlungskonzepts ist in positivem Sinne eine Komponente, ohne aufdringlich zu sein. Das wird auch so wahrgenommen. Das Spirituelle ist in weitestem Sinne der individuelle Bezug zu dem, was mich überschreitet: Wer bin ich? Was ist der Sinn meines Seins? Wo ist mein Platz im Gefüge des Kosmos? Die spirituellen Elemente helfen, hier den Zugang zu finden.

» Heute verbraucht die Arbeit in der Klinik mehr Energie als die Ärzte zurückbekommen. «

♦ Ist es ein besonderes Therapeut-Patient-Verhältnis, wenn Ärzte Ärzte behandeln?

➜ Ärzte im Patientenstatus prüfen sehr genau die Kompetenz der sie behandelnden Ärzte, deren Stärke, den ärztlichen Patienten auszuhalten. Die Frage »Ist der überhaupt berechtigt, mich zu behandeln?« stellen andere Patienten zwar auch und das auch richtig so. Ärzte aber sind als Patienten besonders kritisch und anspruchsvoll. Dieses sehr Anspruchsvolle ist aber auch Ausdruck der Störung, sich selbst zu übersehen, sich selbst vernachlässigt zu haben, die Frage nicht gestellt zu haben, warum lebe ich so? Es ist wichtig, die Biographie der ärztlichen Patienten zu würdigen, vor allem aber ist wichtig herauszufinden, warum haben die ärztlichen Patienten dieses Muster der Selbstvernachlässigung.

♦ Wie weit sind die Probleme bei Ärzten den schwierigen Bedingungen in Kliniken geschuldet? Wirtschaftliche Rahmenbedingungen, DRG, kurze Liegezeiten, wird das wahrgenommen?

➜ Wir haben in Heiligenfeld vor allem Ärzte aus Kliniken, in leitender Funktion und Assistenzärzte. Wenn ich meine eigene Ärztebiographie betrachte, hat sich in der Gesamtsumme die Belastung nicht verändert, die Menge der Arbeit ist gleich geblieben, auch früher sind Klinikärzte spät nach Hause gekommen oder waren auch am Wochenende in der Klinik, obwohl sie nicht Bereitschaft hatten. Früher war der Arbeitsinhalt aber viel stärker auf Patienten bezogen als heute. Heute haben arztfremde Tätigkeiten sehr zugenommen, die Bürokratie spielt eine viel größere Rolle, die Identifikation mit der Arbeit sinkt, auch durch den ökonomischen Druck. Es kommt zu einer Entfremdung. Früher haben Ärzte Energie aus ihrer Arbeit mit Patienten gezogen, weil sie etwas zurückbekommen haben: Dankbarkeit. Ärzte spürten ihre Wirksamkeit, deswegen konnten sie auch lange weit über ihre Kräfte arbeiten. Heute verbraucht die Arbeit mehr Energie als die Ärzte zurückbekommen. Die Bedingungen behindern eher das Arzt-Patienten-Verhältnis. Es fließt zu viel Kraft in Dinge, die nichts mehr mit dem ärztlichen Kernauftrag zu tun haben. Das ist eine Systemfrage, eine Frage der vernünftigen Mischung der Dinge, die ein Arzt in der Klinik tut.

♦ Ihre Klinik ist im Bundeswettbewerb »Bester Arbeitgeber im Gesundheitswesen« mit dem Gütesiegel »great-place-to-work« ausgezeichnet worden. Was ist bei Ihnen anders als in anderen Kliniken?

➜ Im Rahmen dieses Wettbewerbs erreicht man als Klinik nur einen guten Platz, wenn Unternehmenskultur und Arbeitsplatzqualität gut sind. Das ist ein grundsätzliches Problem im Gesundheitssystem. Die Unternehmenskultur in Kliniken ist im Vergleich mit guten Unternehmen in anderen Branchen gesellschaftlich weit hinterher. Pflegeeinrichtungen haben da schon eine bessere Arbeitsplatzqualität. Ob Personalentwicklungsprogramme oder Partizipation von

Mitarbeitern, das alles wird heute erst langsam in Kliniken angegangen.

» Sich in der Komplexität zu bewegen, das ist dem Arzt nicht in die Wiege gelegt. «

♦ Der Reifegrad der Unternehmenskultur in vielen Kliniken ist auf dem Niveau der 70er Jahre verglichen mit anderen Branchen. Was man beispielsweise in anderen Wirtschaftsbereichen schon in den 70er und 80er Jahren begonnen hat, setzt heute mit 20 bis 30 Jahren Verspätung erst in den Kliniken ein. Wir haben hier einen enormen zeitlichen Verzug der Themenfelder und der Entwicklungen.

→ Auf der einen Seite wirken gesellschaftliche Prozesse in Gestalt einer großen Informationsfülle, in Geschwindigkeit und Tempo der Entwicklungen auf die Kliniken genauso ein wie auf Unternehmen anderer Branchen, auf der anderen Seite herrschen in Kliniken noch vollkommen veraltete Strukturen. Die Instrumente, um den gesellschaftlichen Prozessen angemessen zu begegnen, gibt es bisher in Kliniken nur sehr ansatzweise, Weiterbildungen werden rein fachlich ausgerichtet, es herrscht eine Dysbalance. In der klassischen Organmedizin sind Teamprozessbildungen und Supervisionen noch weitgehend unbekannt, nur in psychosomatischen Kliniken haben solche Themen schon Einzug gehalten.

♦ Es ist deutlich geworden, dass viele strukturelle Komponenten zur Dekompensation von Ärzten beitragen, daher auch in diesem Zusammenhang die Frage: Wie sieht es mit der Rückfallquote der ärztlichen Patienten aus: Erfahren Sie vom weiteren Verlauf des Genesungsprozesses auch im postklinischen Stadium, wenn die Ärzte wieder in ihrer Klinik arbeiten?

→ Wir eruieren den Behandlungserfolg durch den Vergleich zwischen Beginn und Ende der Behandlung, nach ein und drei Jahren versen-den wir Katamnesefragebögen. Wir unterstützen regionale Selbsthilfegruppen, richten mehrere Veranstaltungen im Jahr hier im Hause aus, an denen frühere Patienten teilnehmen können, wir versenden Newsletter. Die Patienten können immer mit uns in Kontakt blieben, um den Transfer Klinik–Arbeitswelt zu meistern.

♦ Es stellt sich nun die Frage: Wie kann es gelingen, dass Ärzte ihre Grenze vor der Grenze rechtzeitig erkennen, dass sie gar nicht in den Prozess des Burnout kommen?

→ Das ist eine sehr komplexe Fragestellung und es erfordert ein Gespräch in unserer Gesellschaft, über unser Zusammenleben in dieser Gesellschaft. Was ist ein gesundes Leben in dieser Gesellschaft? Was ist eine gesunde Gesellschaft? Es gibt hier zwei große Aspekte, die dazu führen, dass Belastungen nicht mehr hinreichend kompensiert werden (Dekompensation): Dies sind zum einen eine mangelnde Selbstführungs- oder auch Selbststeuerungsfähigkeit und zum anderen der Verlust sozialer Bindungen. Es geht um die Schwierigkeit, Antworten zu finden auf Fragen wie diese: »Wie können wir uns angesichts einer wachsenden Komplexität selbst steuern und regulieren, wie kann es uns gelingen, stützende, tragende und ehrliche Bindungen aufzubauen?« Jeder Arzt sollte sich in seinen ersten Berufsjahren eine Supervision, ein Coaching suchen, um in diesen Beruf hineinzukommen, um gute Haltungen zu entwickeln. Sich in der Komplexität zu bewegen, das ist ihm nicht in die Wiege gelegt. Sonst läuft er Gefahr, auf Dauer in der Defensive zu sein. Ein Klassiker für Kompensation ist hier »Work-Life-Balance«, das ist aber nur eine Komponente der Selbstführung, hier gehören auch gute soziale Bindungen hinein, eine Familie, die auch ein Ohr hat, wenn es um Probleme geht. Besonders Ärzte kommen immer wieder in existenzielle Grenzsituationen, sie treffen auf Patienten in existenziell schwierigen Situationen, sie erleben das Sterben von Patienten, das geht ihnen nicht an der Seele vorbei, das macht etwas mit ihnen. Ärzte können dabei eine berufliche Traumatisierung entwickeln, das wird übersehen in der Medizin. Manche haben eine glückliche Kindheit und gefestigte Persönlichkeitsstrukturen, um damit umzugehen, das ist aber die Minderheit. Im Regelfall aber braucht es Methodiken, um diese Erfahrungen zu integrieren und mit der Komplexität umgehen zu können.

» Wer nach dem Burnout wieder zurückfindet ins Leben, ist nachdenklicher, besonnener, eigentlich ein besserer Arzt als zuvor. «

♦ Die medizinische Diskussion zum Thema Burnout bewegt sich aktuell im Rahmen der ICD10-Klassifizierung und leitliniengerechter Burnout-Behandlung, was ist wissenschaftlich erforderlich?

→ Leitlinien sind das Ergebnis eines Konsensbildungsprozesses, bisher ist keine allgemein akzeptable Leitlinie zum Burnout bekannt. Wenn wir Burnout als Prozess betrachten, dann muss die Frage lauten, welche Intervention ist richtig für welchen Punkt? Menschen erkennen Burnout oft erst dann, wenn sie bereits dekompensiert sind, wenn sie den Kontakt zu sich selbst verloren haben. Spannung und Reizbarkeit sind bereits Vorphasen aber noch nicht die Endphase der vollkommenen Erschöpfung. Hier gibt es aber noch keinen Konsens, wie solche Phasen definiert werden. Wir sehen hier in der Klinik die Menschen erst dann, wenn sie vollständig dekompensiert sind. Eines aber gilt in jedem Fall. In dieser Phase müssen Menschen aus dem Stressfeld raus, hier kann ein ambulantes Setting nicht mehr zur Stabilisierung beitragen. Hier braucht es ein stützendes, ein nachnährendes Umfeld, in dem die Patienten klären können, wie sie in diese Situation gelangt sind. Solange sie in der Mühle drin sind, kommt es zur Überabwehr, zur Verleugnung, sie sind zu weit von sich selbst entfernt. Zu früheren Zeiten, vor der Dekompensation, sind andere Interventionen sinnvoll. Hier muss ein Phasenmodell entwickelt werden, ich weiß nicht, ob das der Fachwelt wissenschaftlich gelingen wird.

♦ Gibt es auch positive Aspekte am Burnout?

→ Ein Gedanke ist hier noch wichtig, es ist der Klassiker »Krise als Chance«. Wenn Ärzte in die Klinik kommen, weil sie ihre Seele nicht beachtet haben und in den Dekompensationsprozess geraten sind, haben sie hier in der Klinik die enorme Chance, ihr Leben wiederzufinden, es auf eine neue Plattform zu stellen. Sie können hier eine menschlichere Haltung zu ihrem Beruf finden, als sie sie vorher hatten. Viele Ärzte sind auch Macher, die sich selbst sehr viel abverlangen, die aber auch anderen gegenüber rücksichtslos sein können. Wer dann wieder zurückfindet ins Leben, ist nachdenklicher, besonnener, eigentlich ein besserer Arzt als zuvor.

Standortbestimmung Klinik – Pathogene Faktoren erkennen und Handlungsspielräume gestalten

2

Was wäre eine Klinik ohne Ihre ärztlichen Leistungsträger?! Die medizinische Leistungserbringung ist der Kern des Dienstleistungsanbieters Klinik – und als Chefarzt tragen Sie zudem maßgeblich zum Ansehen Ihrer Klinik bei. Sie sind also sehr wertvoll für Ihren Arbeitgeber. Haben Sie sich umgekehrt schon einmal die Frage gestellt, was Sie von Ihrer Klinikleitung als Arbeitgeber erwarten können, damit Sie Ihre Arbeit noch lange mit Tatkraft und Freude ausüben können? In diesem Kapitel eröffnen wir Ihnen den Blickwinkel auf Ihre Klinik als Unternehmen, das im Wettbewerb um die besten Arbeitnehmer steht – und dafür eine Menge tun kann. Aktivitäten, die Sie als Leitender Arzt von Ihrer Klinikleitung einfordern können. Zum Einstieg schildern wir Ihnen zwei Fälle, in denen Chefärzte auf Abläufe und Hürden unterschiedlich reagiert haben.

2.1 Fallbeispiel – Wie Chefärzte sich zu den Verhältnissen verhalten

Fallbeispiel

Die Leitende Gynäkologin, Chefärztin Prof. Dr. Karin Grubner, steht kurz vor einem Zornesausbruch – wieder hat der OP-Manager, Oberarzt Dr. Wolfgang Zacharias, es nicht geschafft, dass die Patientin zur richtigen Zeit eingeschleust wurde. Dem OP-Team war mitgeteilt worden, dass alles im Zeitplan sei. Zum wiederholten Male ist nun schon eine Patientin prämediziert zur Nadelmarkierung gebracht worden. Dort konnte der Befund in der Brust nicht markiert werden, da die Patientin tief schlief und auf die Station zurückgebracht werden musste. Leider endete die Kommunikationskette hier. Für den OP-Manager wie auch die Chefärztin ein Problem, das sich zunehmend auf der interpersonellen Ebene darstellt. Grubner und Zacharias sind schon an dem Punkt angelangt, an dem sie nur noch mit zusammengebissenen Zähnen auf dem Flur aneinander vorbeieilen – eine Missstimmung, die auf das gesamte OP-Team abfärbt – und nicht

zum ersten Mal erwägt Grubner das vor Kurzem an sie ergangene Angebot eines Wechsels an ein anderes Haus. Dann aber überwiegt ihr Wille, an ihrem aktuellen Arbeitsplatz die Dinge zu verbessern. In Gesprächen mit der Pflegedienstleitung und der Geschäftsführung arbeitet Grubner heraus, an welchem Punkt die »Sollbruchstelle« liegt. Die Beteiligten erkennen, dass der Fehler weniger in individuellem Fehlverhalten, sondern vielmehr in strukturellen Defiziten begründet ist. Ohne die Rückmeldung von den Stationen ist auch der OP-Manager hilflos. Nun wird schrittweise auf den Stationen je eine Ansprechpartnerin für das OP-Management eingestellt, die sich um die korrekte OP-Vorbereitung kümmerte. Es kommt zu einer nachhaltigen Verbesserung und das Modell setzt sich in der gesamten Klinik durch.

Chefärztin Karin Grubner hat sich dafür entschieden, an ihrer Klinik in Strukturen einzugreifen und damit Stellschrauben für operative Abläufe neu zu justieren. In unserem zweiten Fall hat Chefarzt Maaß eine andere Lösung gewählt:

Fallbeispiel

Diese Aufgabe war sein Lebenswerk: An der Klinik der Maximalversorgung institutionalisierte er eine medizinische Disziplin, die zu diesem Zeitpunkt einen hohen Innovationsgrad besaß. Das ambitionierte Vorhaben gelang, die ärztlichen Kollegen und auch die Pflege waren mit großem Engagement dabei. Dann begann – zunächst unbemerkt – der Prozess der Zermürbung. Vorstellungen des Initiators und Chefarztes Prof. Dr. Rüdiger Maaß gerieten zunehmend in Widerspruch zum Kurs der Klinikleitung. Die Gespräche, später Krisenrunden zum Fortbestand seiner Abteilung konnte er kaum mehr zählen. Bisweilen stand er kurz davor, zu kapitulieren und sich auf die ruhige Position eines Lehrbeauftragten zurückzuziehen. Dann aber spürte er: Diese Resignation wollte er nicht, das war nicht sein Weg. Was aber blieb ihm an Handlungsspielräumen? Es gelang ihm, sein Lebenswerk zu betrachten, als sei es das eines anderen – und er erkannte, dass die Verknüpfung mit der Klinik der Maximalversorgung die Barriere bildete, die einem Neuanfang im Wege stand. Der Gedanke wuchs und formte sich zu einem konkreten Plan: Es war möglich, diese noch neue medizinische Disziplin an ein Fachkrankenhaus unter einer anderen Trägerschaft zu binden. Ein Haus, das Gestaltungsspielräume eröffnete, die in der verzweigten Bürokratie des aktuellen Arbeitgebers zumindest gegenwärtig nicht zu verwirklichen waren. Die Verhandlungen mit dem Fachkrankenhaus verliefen erfolgreich – und dann kam es zu einer kleinen »Revolution«. Fast alle ärztlichen Leistungsträger sowie auch die Pflegedienstleiterin mit einigen Pflegefachkräften folgten dem Professor in die Fachklinik, die Abteilung ist dort heute fest etabliert.

Warum stellen wir Ihnen diese Fälle vor? In mehr als 15 Jahren beruflicher Einbindung als Chefärztin und als Berater und Coach für Leitende Ärzte greifen wir auf einen Fundus an Erfahrungen und Erlebnissen zurück, die oft exemplarischen Charakter haben. Natürlich heißen die Chefärzte nicht Karin Grubner und Rüdiger Maaß. Der jeweilige Handlungskern aber ist realen Geschehnissen entlehnt. Grubner ist es gelungen, neue Strukturen und Abläufe im OP-Management zu etablieren, die die stressauslösenden Reibungsverluste minimieren. Maaß hat seine Mitarbeiter zu einem Neuanfang motiviert, ein Verbleib an der Klinik der Maximalversorgung hätte schlimmstenfalls für alle Beteiligten Teamstress bis hin zum Team-Burnout (▶ Abschn. 2.4) auslösen können.

Unsere Perspektive in beiden Fällen ist die auf das Individuum, auf die Chefärzte, die sich zu den Verhältnissen positioniert haben. Beide Chefärzte haben durch die von ihnen geschaffene bzw. wiederhergestellte Kohärenz (▶ Abschn. 2.5.5) von Bedingungen und individueller Identifikation mit dem Arbeitsplatz auch ihren eigenen Stresslevel reguliert. Allerdings mit unterschiedlichen Strategien.

Im Sprachduktus der Konfliktforschung dominieren in einer Gefahrensituation die atavistischen Verhaltensweisen Kampf oder Flucht. Grubner hat den Kampf gewählt. Statt beispielsweise an ein Krankenhaus zu wechseln, an dem Aufbau- und Ablauforganisation auf hohem Standard sind, hat sie strukturelle Veränderungen bei Ihrem aktuellen Arbeitgeber durchgesetzt. Die Lösung von Rüdiger Maaß gleicht dem Fluchtreflex, die »Übermacht« alter Strukturen war zu groß.

Bei beiden Chefärzten haben die »Fight-or-Flight«-Hormone Adrenalin und Noradrenalin einen in dieser Situation angemessenen Handlungsreflex freigesetzt. Doch Vorsicht: Geraten Sie als Chefarzt dauerhaft in eine Situation von Kampf oder Flucht, übernimmt die Amygdala mit ihrem auf rasches Reagieren ausgerichteten Bewertungssystem die Regie und der auf langfristigen Lern- und Erkenntniswert »programmierte« Hippocampus weicht dem »Dauerfeuer«. Die hippocampalen Areale schrumpfen, es drohen Persönlichkeitsveränderungen und durch die stetige Alarmbereitbereitschaft zudem ernsthafte organische Erkrankungen (▶ Abschn. 3.3.2).

Kampf und Flucht meist überdimensioniert
Die Reaktion auf Stressoren im behavioralen Kontext ist meist unverkennbar, etwa in Gestalt von Hektik und Aggressivität. Die kognitiv-emotionale Reaktion ist eher verdeckt. Der Blutspiegel kann um das 50-fache ansteigen. »Die Katechomaline binden an die alpha- und beta-andrenergen Membranrezeptoren vieler sehr unterschiedlicher Zellen an. In der Leber wird über den cAMP-Mechanismus unter anderem die Glycogensynthase phosphoryliert und damit abgeschaltet, weiterhin die Glycogen-Phosphorylase aktiviert und Glykose und somit Energie für Kampf und Flucht bereit gestellt« (Mayer 2007). Starker Herzschlag, Übelkeit, Muskelanspannung – Stress laugt aus. Im modernen Arbeitsalltag aber stehen die motorischen Kompensatoren, wie ausreichend Bewegung und Entspannung, meist nicht zur Verfügung. Der Körper ist in ständiger Alarmbereitschaft und die die Anspannung wird in einem Circulus vitiosus immer größer.

»Immer mehr Klinikärzte ausgebrannt« lautet das Fazit einer Studie des Zentralinstitutes für Arbeitsmedizin und maritime Medizin Hamburg aus dem Jahr 2007. Das ZfAM hatte Auskünfte von 994 Hamburger Klinikärzten ausgewertet – und den alarmierenden Befund gestellt: Im Verlauf von 10 Jahren war die Gefahr eines Burnout-Syndroms um 50% gestiegen. 2007 fühlten sich bereits rund 33% der Oberärzte und Chefärzte » ausgebrannt«. Als Gründe wurden zunehmend »Büromedizin« mit einem hohen Anteil nichtärztlicher Aufgaben, kostenfokussierte Patientenversorgung, Arbeitsdichte und mangelnde Wertschätzung durch die Klinikleitung genannt.

Kaderärzte: Spielball der Ökonomen?

Die Ökonomisierung der Kernaufgabe, dem Patienten zur Gesundung zu verhelfen, stellt für die Leitenden Ärzte in Schweizer Spitälern (Kaderärzte) zunehmend eine Gratwanderung dar. Wirksamkeit, Zweckmäßigkeit, Wirtschaftlichkeit, kurz WZW heißt die Formel der helvetischen Krankenversicherung, die dem Arzt gebietet, jeden Einzelfall an drei Koordinaten zu bemessen.

- Wird die Endoprothese der 83-jährigen Patientin weitgehende Beschwerdefreiheit beim Gehen verschaffen?
- Ist der operative Eingriff angemessen oder hätte auch eine weniger kostenintensive Maßnahme ähnliche Effekte gebracht?
- Ist der Eingriff wirtschaftlich angesichts des hohen Lebensalters der Patientin?

Dr. Carlo Moll, Präsident des Verbandes Leitender Spitalsärzte in der Schweiz (VLSS), sieht die Entwicklung zu einem »Primat der Ökonomie« mit großer Sorge. »Wenn wir nicht nur im strategischen, sondern auch noch im operativen Bereich unter Kuratel stehen, werden wir zum Spielball der Ökonomen«.

Als Leitender Arzt stehen Sie in einer solchen Situation vor der Entscheidung: Wechsel an ein anderes Haus? Berufliche Umorientierung etwa in das Management oder in eine ambulante Praxis? Die »Flucht« allerdings steht als Ausweg nur bedingt zur Verfügung oder würde ein grundlegendes Umdenken erfordern, auch was Ihre Ansprüche angeht, die nicht selten mit hohen Erwartungen Ihrerseits an Ihren weiteren Lebens- und Berufsweg verknüpft sind (▶ Abschn. 4.4.2) Eine berufliche Umorientierung in das Management verlangt zudem mit großer Wahrscheinlichkeit Zusatzqualifikationen wie etwa den MBA: »Bei der Besetzung höchster Führungspositionen erwarten Klinikleitungen Führungsqualitäten und betriebswirtschaftliche Kompetenzen« (Daniels

2012). Wenn Sie an Ihrer Klinik bleiben, haben Sie die Wahl zwischen einer »Unterwerfung« unter die Verhältnisse, mit der möglichen Folge einer Gratifikationskrise (▶ Abschn. 3.4.1) oder Sie begreifen den Verbleib in Ihrem Haus als Chance eines verändernden Gestaltens von innen. Nicht selten haben Sie mehr Möglichkeiten, auf die Verhältnisse, in denen Sie arbeiten und einen Großteil Ihres Lebens verbringen, Einfluss zu nehmen, als Ihnen aktuell bewusst ist. Mit dem erforderlichen Wissen um Möglichkeiten der gesetzlich vorgeschriebenen betrieblichen Gesundheitsfürsorge (▶ Abschn. 2.5.1) können Sie der Klinikleitung argumentativ begegnen und diese zu grundlegenden Verbesserungen motivieren. Als Chefarzt haben Sie eine starke Position, um die Verhältnisse in Ihrem Sinne mitzugestalten.

> **Definition**
>
> Die sog. **Verhältnisprävention** richtet sich auf technische, organisatorische und soziale Bedingungen des gesellschaftlichen Umfeldes bzw. Ihres Arbeitsplatzes Klinik, die krankheitsauslösend sein können. Die Prävention umfasst alle zielgerichteten Maßnahmen und Aktivitäten, die eine bestimmte gesundheitliche Schädigung verhindern, weniger wahrscheinlich machen oder verzögern.

2.2 Macht die Klinik Ärzte krank? – Identifizieren Sie die wichtigsten Indikatoren

Arbeiten Sie in einem gesundheitsgefährdenden Krankenhaus? Vermutlich wird Ihr erster Impuls bei diesem Terminus der Gedanke an infektiöse Gefährdungen für Patienten und für das Klinikpersonal sein. Das gesundheitsgefährdende Krankenhaus aber ist mehr als beispielsweise mangelnde Aufmerksamkeit auf MRSA. Das gesundheitsgefährdende Krankenhaus missachtet die Arbeitsplatzzufriedenheit seiner ärztlichen Leistungsträger und die damit einhergehenden toxischen Auswirkungen physischer und mentaler Natur.

Wie sieht die Realität in Ihrer Klinik aus?

- Kennzeichnen unaufhörliche Leistungs- und Arbeitsverdichtung das Selbstverständnis Ihres Hauses, ohne dass individuelle Faktoren ausreichend gewürdigt werden?
- Werden in Ihrem Haus strategische Entscheidungen getroffen, ohne die ärztlichen Leistungserbringer einzubeziehen?
- Wird in Ihrem Haus die Balance zwischen beruflicher Anforderung und Privatleben strategisch kaum berücksichtigt?

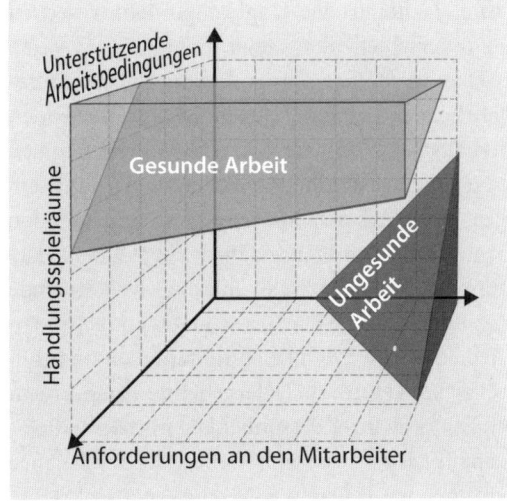

○ **Abb. 2.1** Arbeitsplatzdeterminanten

Wenn Sie Ihr Arbeitsumfeld Klinik einer genauen Diagnose unterziehen, denken Sie immer daran: Ihre ärztliche Leistung ist einer der wichtigsten Garanten für den Erfolg einer Klinik, Sie sind (mit)verantwortlich für den ökonomischen Erfolg der Klinik. Wenn Sie eine so wichtige Variable für die erfolgreiche Positionierung Ihrer Klinik sind, müsste man davon ausgehen, dass Ihnen umgekehrt die entsprechende Wertschätzung entgegengebracht und die Erhaltung Ihrer Leistungsfähigkeit mit großer Sensibilität behandelt wird. Die Realität sieht im Regelfall anders aus.

Der Chefarzt in der Sandwich-Position

»Der Chefarzt verantwortet Prozesse, in denen ihm nicht alle Beteiligten unterstehen«. Diesen, in der Organisation begründeten Stressor, untersucht der Beitrag »Das Profil des Chefarztes im Wandel« und arbeitet die Stressoren im Detail heraus: Die im DRG-System im Mittelpunkt stehende Prozessqualität gibt der Aufgabe des Chefarztes eine neue Gewichtung. Neben der persönlichen Leistungserbringung kommen im Zuge kontinuierlicher Prozessoptimierung die Aufgabenfelder medizinische Qualität, Servicequalität und Wirtschaftlichkeit hinzu sowie das Erfordernis von Leadership-Kompetenzen in der Führung des Abteilungsteams und der Motivation der Mitarbeiter. Zugleich aber »hat der Chefarzt nicht den Status eines Leitenden Angestellten und damit nicht die Möglichkeit, selbstständig Personal einzustellen. Das Personalvolumen und häufig auch die Personalauswahl bestimmt die Krankenhausleitung« (Busch 2011).

hhNur selten werden Sie als Leitender Arzt in die strategische Ausrichtung der Klinik mit einbezogen. Sie sollen die Verantwortung tragen für ökonomische Vorgaben, ohne im Gegenzug adäquate Handlungsspielräume zu erhalten. In immer noch zu wenigen Kliniken ist eine Anerkennungskultur (▶ Abschn. 3.8) der erbrachten Leistungen etabliert. In Anlehnung an das Job-Control-Demand-Modell des US-amerikanischen Soziologen Robert Karasek haben wir ein Modell mit einer dritten Dimension entworfen. Karasek betrachtet die Determinanten der Anforderungen, die an den Mitarbeiter gestellt werden, und der Handlungsspielräume (Kontrolle über die eigenen Gestaltungsmöglichkeiten), die diesem zugebilligt werden. Die Gefahr von Stresschronifizierung wächst in dem Maße, in dem die Schere zwischen Anforderungen, z. B. an Ihre Aufgabenfülle als Chefarzt, und Ihren Handlungsspielräumen aufgeht. In unserem weiterentwickelten Modell »Arbeitsplatzdeterminanten« (○ Abb. 2.1) betrachten wir eine dritte Determinante, nämlich die unterstützenden Arbeitsbedingungen, die Ihnen die Klinik gewährt, etwa finanzieller und personeller Art sowie durch Maßnahmen der Personalentwicklung. Je höher das Ungleichgewicht zwischen den verschiedenen Determinanten ist, desto stärker wird Ihre Klinik für Sie zu einem gefährlichen, einem gesundheitsgefährdenden Arbeitsplatz. Wir verstehen die Terminologien von einem gesundheitsgefährdenden und einem gesunden Arbeitsplatz in einem umfassenden Sinn. Ein gesundheitsgefährdender Arbeitsplatz missachtet die physische und die psychomentale Gesundheit der Mitarbeiter, an einem gesunden Arbeitsplatz werden Leistungsfähigkeit und -bereitschaft gefördert. Tiefergehende Perspektiven zu Faktoren Ihrer Persönlichkeit und deren Relevanz für Ihr Stressempfinden in der Dysbalance eröffnen wir Ihnen in ▸ Abschn. 3.4.4.

Als Leitender Arzt haben Sie die Möglichkeit, Ihre Klinikleitung auf die Gefahren aufmerksam zu machen, die ein Management provozieren kann, das den Wert der Ressource Mensch nicht hinreichend würdigt. Ein schleichender Gesundheitsverlust ist eine mögliche Folge und kann sich in Gestalt von Absentismus zu einem realen ökonomischen Problem für die Klinik entwickeln: Arbeitnehmer melden sich krank, Gründe können organische Erkrankungen, aber auch arbeitsklimatische Störungen sein. Oder die Leistungsträger ergreifen die Flucht in ein anderes Arbeitsverhältnis oder eine Selbstständigkeit. Ihre Klinikleitung ist also gut beraten, Ihnen ein angemessenes und motivierendes Arbeitsumfeld zu bieten – und Sie als Leitenden Arzt in Ihrer persönlichen Entwicklung als Führungskraft zu unterstützen (Hollmann 2010). Kliniken, die diese Faktoren nicht einbeziehen, laufen Gefahr, dass ihre Beschäftigten in eine chronische Erschöpfung gleiten. Burnout bei Ärzten (Bergner 2008) ist ein Phänomen, das in der wissenschaftlichen Diskussion zunehmend an Relevanz gewinnt und dem sich Klinikleitungen stellen müssen. Hier wird immer noch viel zu selten erkannt, dass die Gestaltung des Arbeitsumfeldes eine entscheidende Rolle für die Gesundheit der Mitarbeiter spielt.

Definition

Burnout: In der Ursachenforschung stehen sich die Ansätze individueller Auslöser (Schneglberger 2010) und die Verhältnisperspektive mit dem Fokus auf den Arbeitsplatz gegenüber: Hier gehört Maslach zu den vehementesten Verfechtern: »Mächtige wirtschaftliche, politische kulturelle Kräfte wirken auf den Arbeitsplatz ein. Der Aufgabenbereich ist genauso ein Teil des Teufelskreises wie das Individuum selbst, Burnout ist ein strategisches Problem des Managements« (Maslach u. Leiter 2001).

Aus dem Klinikalltag: Der eindimensionale Ökonom

Der. rer.pol. Volker Maaßmann ist Vorstandvorsitzender eines Klinikkonzerns. Er hält die »Aufregung um die Modekrankheit« für übertrieben. Natürlich kenne er das Empfinden der gelegentlich starken Erschöpfung auch bei sich selbst – etwa nach Vorstandssitzungen, die weit nach Mitternacht endeten. Aber es sei Sache des Einzelnen, damit fertig zu werden. Die Klinikleitung sei in erster Linie verantwortlich für die strategische Positionierung und den ökonomischen Erfolg des Hauses. »Die Modekrankheit« sei ein diffuses Geschehen, das sich im Rahmen des strategischen Managements nicht darstellen ließe und auf die Wirtschaftlichkeit der Klinik keinen Einfluss habe. Wenn ein Mitarbeiter den Druck nicht aushalte, sei das sein individuelles Problem.

- Was tut Ihre Klinikleitung, um Hürden für Ihre optimale Leistungserbringung aus dem Weg zu räumen?
- Was unternimmt die Klinikleitung, um Ihren Arbeitsplatz so auszustatten, dass Sie Ihre Leistung auf hohem Niveau erbringen können?
- Werden Clinical Pathways so gestaltet, dass Sie nicht in unsinnigen Prozessen Ihrer Arbeitskraft und -freude beraubt werden?

— Wie nachhaltig wird die Personalpolitik in Ihrem Haus betrieben, um Vakanzen zu vermeiden? Welche strategischen Rahmenbedingungen schafft das Management in Ihrer Klinik, damit Demotivationstatorte gar nicht erst evident werden?

Tatort Demotivation

Vier »Tatorte« machen aus engagierten Ärzten innere Emigranten oder treiben sie zur Flucht aus dieser Klinik:
- Die Aufgabe übersteigt das fachliche Können.
- Der Arzt empfindet diese Aufgabe als unpassend.
- Der Arzt stößt ständig an Handlungsgrenzen, etwa durch hierarchische Befugnisse.
- Die Klinikorganisation lässt eine Weiterentwicklung nicht zu, etwa durch eine Politik der Stellenbesetzung.

2.3 Klinik als Organismus – Steuern Sie dem Zerfall entgegen

»Die Industrialisierung der Marke Krankenhaus mit QM, DRG und EBM und starren Rollenbildern statt individueller Verantwortung«, schreibt das Hessische Ärzteblatt (2008, S. 224) in seinem Beitrag »Stress und Burnout bei Ärzten – Enttabuisierung tut not«, tue ihr übriges, um Ärzte zu bremsen statt sie gestalten zu lassen. Mit diesem Buch möchten wir Sie ermutigen, Ihre Gestaltungskraft – wieder – zu entdecken, um die Handlungsspielräume zu nutzen, die Ihnen in der Organisation Krankenhaus zur Verfügung stehen. Denn allein das Beklagen arbeitsfeindlicher Strukturen hilft nicht weiter. »Eine wichtige Grundvoraussetzung«, mahnt das Deutsche Ärzteblatt (2010,107) in seinem Beitrag »Arbeitszufriedenheit von Klinikärzten: Wege aus dem Jammertal«, sei die Entwicklung

»eines unternehmerischen Selbstverständnisses bei Klinikärzten, das auch den Willen zur Gestaltung des eigenen Arbeitsbereichs umfasst«. Eine sorgfältige Anamnese und Diagnose Ihrer Klinik ist lohnenswert. Welche kollektive Energie (◉ Abb. 2.2) herrscht in Ihrer Klinik? Jedes Individuum kennt die »Gemütszustände« größter Schaffenskraft oder zermürbender Resignation. Die individuellen »Gemütszustände« aller Beschäftigten bilden sich in ihrer Potenz im »Organismus« Klinik ab. Hier wirken auch Sie als Chefarzt entscheidend mit.

Energiezustände in der Klinik (nach Hollmann u. Daniels 2011)
- **Pluripotenz:** In dieser Klinik oder dieser Abteilung herrschen eine hohe Wachsamkeit für Entwicklungen und eine ausgeprägte Interaktion – und damit ein Zustand höchster Schaffenskraft.
- **Autoaggression:** Ein Großteil der vielfältigen Aktivitäten richtet sich auf interprofessionelle Konkurrenzkämpfe und Abteilungsegoismen. Die Protagonisten in der Klinik behindern sich gegenseitig.
- **Komfort:** Die Klinik hat sich im Status quo eingerichtet, es gibt kaum Differenzen. Die Aufmerksamkeit für Entwicklungen und externe Herausforderungen ist schwach.

Zerfall: Erschöpfung, Enttäuschung, Frustration beherrschen die Klinikatmosphäre – oft eine Folge misslungener Change-Prozesse. Man kann hier von einem Klinik- Burnout sprechen.

Pluripotent sind Stammzellen, die sich zu jedem Zelltyp differenzieren können. Autoaggression und Zerfall bilden sich im menschlichen Organismus beispielsweise in Autoimmunerkrankungen oder bei chronifiziertem Stress ab (▶ Abschn. 3.3.2).

2

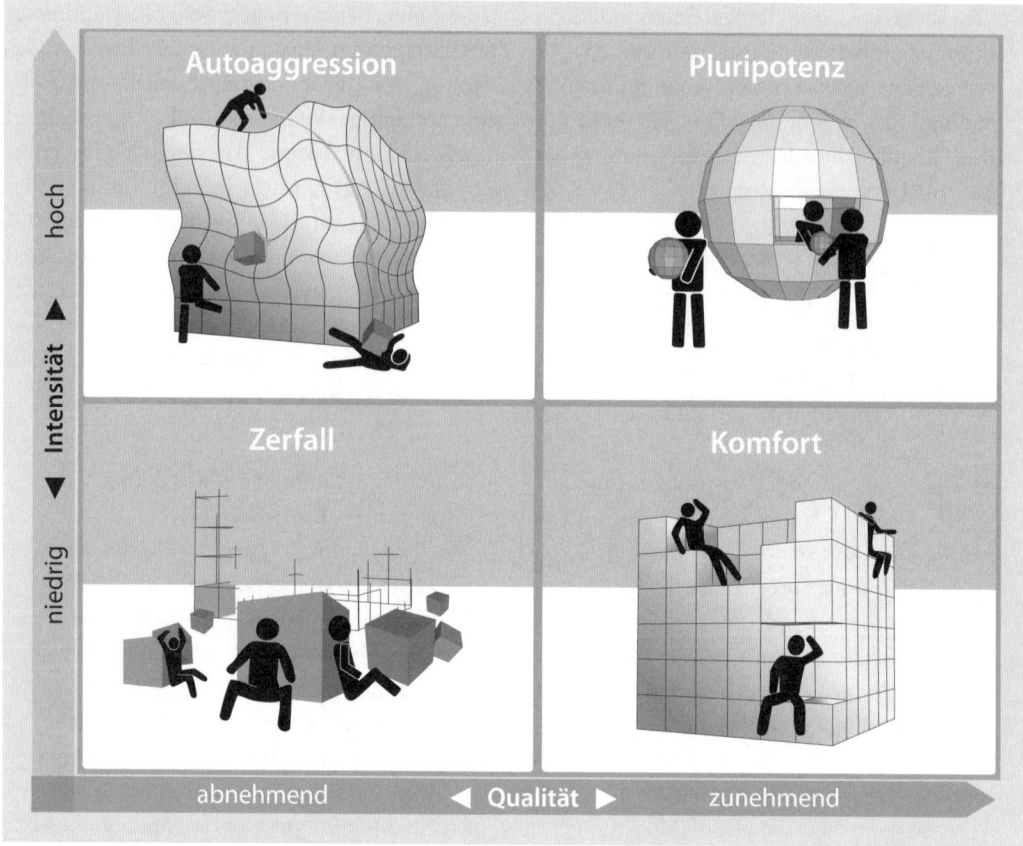

■ **Abb. 2.2**   Energiezustände

In vielen Kliniken ist eine autoaggressive Grundstimmung zu beobachten oder eine des Zerfalls. Selbst wenn Sie und Ihre Klinik sich noch in der Komfortzone befinden, dürfte im konkurrenzbetonten Klinikmarkt dieser Zustand nur von begrenzter Dauer sein.

Aus dem Klinikalltag: Grabenkämpfe um die chest pain unit

Sie war der Stolz der Klinik. Mit dieser Abteilung hob sich das Haus von seinen Wettbewerbern deutlich ab – bis zum heutigen Tag. Welche Abteilungsegoismen und -kämpfe sich intern entwickeln würden, ahnte zum Zeitpunkt der Eröffnung niemand. Die Chest Pain Unit steht unter Leitung von Kardiologen, zunehmend führt dies

zu Reibereien mit den Chefärzten anderer internistischer Abteilungen. Manche Patienten, die aufgrund von Brustschmerzen und Luftnot in die Chest Pain Unit eingewiesen wurden, hätten nach einer ersten Untersuchung in die Gastroenterologie oder Nephrologie verlegt werden müssen. Dies aber ist nicht geschehen, »das Magenulcus« oder »die Hepatitis« bleiben bis zu ihrer Entlassung in der Kardiologie – für die nächste Budgetrunde ein klarer Positionsnachteil der Gastroenterologen und Nephrologen.

Im Chest-Pain-Unit-Fall zeichnet sich eine Stimmung der Autoaggression ab, die Lösung könnte beispielsweise in einem gemeinsamen Beschluss der Chefärzte liegen, einen neutralen ärztlichen Manager einzustellen, der sich um die Einhaltung der gemeinsam beschlossenen Regeln für die Chest Pain Unit, die Notaufnahme und die verschiedenen Fachbereiche kümmert.

Im Regelfall stellen sich Situationen weniger deutlich dar, gekennzeichnet eher durch ein diffuses Unbehagen. Welche Indikatoren stehen Ihnen als Leitendem Arzt dann zur Verfügung, um Ihre Einschätzung zu verifizieren, und was können Sie tun, um erforderlichenfalls gegenzusteuern? Im Fall »Chest Pain Unit« haben Sie bereits mindestens einen Indikator dingfest gemacht: Hier waren Funktionen im Vorfeld nicht hinreichend bedacht worden. Bei allen Indikatoren zur Bestimmung der organisationalen Energie in Ihrer Klinik und als Instrumente zum Gegensteuern ist das Verhältnis von Quantität und Qualität, von Aufwand und Ergebnis entscheidend.

Indikatoren für Energiezustände in der Klinik

- **Entscheidungen:** Sind die Entscheidungsprozesse unangemessen zäh oder aktionistisch übereilt? Werden Entscheidungen nachhaltig umgesetzt oder steht kurze Zeit später schon wieder das Erfordernis einer erneuten Entscheidung ins Haus?
- **Flexibilität:** Sind Ihre ärztlichen Kollegen Neuerungen gegenüber zunächst ablehnend oder aufgeschlossen? Können Ihre Kollegen mit den erstrebten Neuerungen dann auch umgehen?
- **Engagement:** Betrachten Ihre ärztlichen Kollegen Informationen und Leistungen der Klinik eher als Bringschuld der Klinik oder eher als Holschuld?
- **Funktionen:** Sind für spezielle Aufgabenstellungen in Ihrer Klinik oder Ihrer Abteilung adäquate Funktionen definiert? Etwa für die Überprüfung der DRG-Dokumentationen? Und sind diese Funktionen mit den ärztlichen Kollegen besetzt, die diese Aufgabe qualifiziert und mit Engagement wahrnehmen?

In einem autoaggressiven »Klinikorganismus« könnte sich folgendes Bild abzeichnen:

- Es werden zwar unablässig neue Entscheidungen getroffen und es herrscht das Empfinden ständigen Drucks. Zugleich aber gibt es um fast alle Entscheidungen Kontroversen, weil immer mindestens eine Berufsgruppe oder Abteilung sich benachteiligt fühlt.
- Die Mitarbeiter der Klinik sind außerordentlich flexibel, was Neuerungen betrifft, hier ist aber der treibende Motor das Konkurrenzdenken: Welche Abteilung ist die innovativste in der Klinik?
- Das Engagement der ärztlichen Mitarbeiter ist zwar hoch, richtet sich aber vornehmlich auf die Festigung des eigenen Status oder das Vorantreiben der eigenen Karriere.
- Die Funktionen für unterschiedliche Aufgabenstellungen werden in raschem Wechsel neu definiert, eine nachhaltige Besetzung mit den ärztlichen Mitarbeitern, die diese Aufgabe auch überzeugt und kompetent ausüben, findet nicht statt.

Diese Interdependenzen sind in der Abbildung »Autoaggression« dargestellt (◘ Abb. 2.3). Wie sich Indikatoren im ‚Komfort‘, im ‚Zerfall‘ und in der Pluripotenz darstellen, entnehmen Sie den ◘ Abb. 2.4, ◘ Abb. 2.5 und ◘ Abb. 2.6.

Wie können Sie als Leitender Arzt Ihre Arbeitsplatzzufriedenheit und die Ihrer ärztlichen Mitarbeiter steigern? Eine nachhaltige Teamentwicklung mit passgenauen Funktionen kann das Arbeitsklima in einer Abteilung positiv fördern und das Stresslevel aller Beteiligten entscheidend senken. In dem Buch »Führungskompetenz für Leitende Ärzte im Krankenhaus« wird dieser wichtige Verantwortungs- und Gestaltungsbereich Leitender Ärzte eingehend dargestellt und mit Tools vermittelt. Anhand unseres nächsten Falles aus dem Klinikalltag erhalten Sie einen ersten Eindruck, welche Handlungsspielräume zur Verfügung stehen (Hollmann 2012). Wenn allerdings Zerfall oder Autoaggression das Klima der gesamten Klinik kennzeichnen

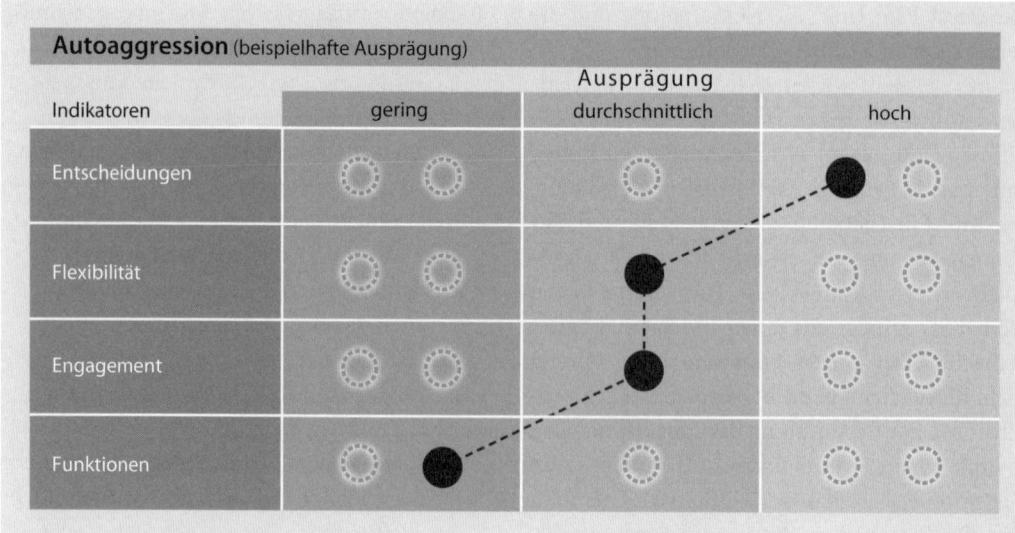

◘ **Abb. 2.3**   Autoaggression

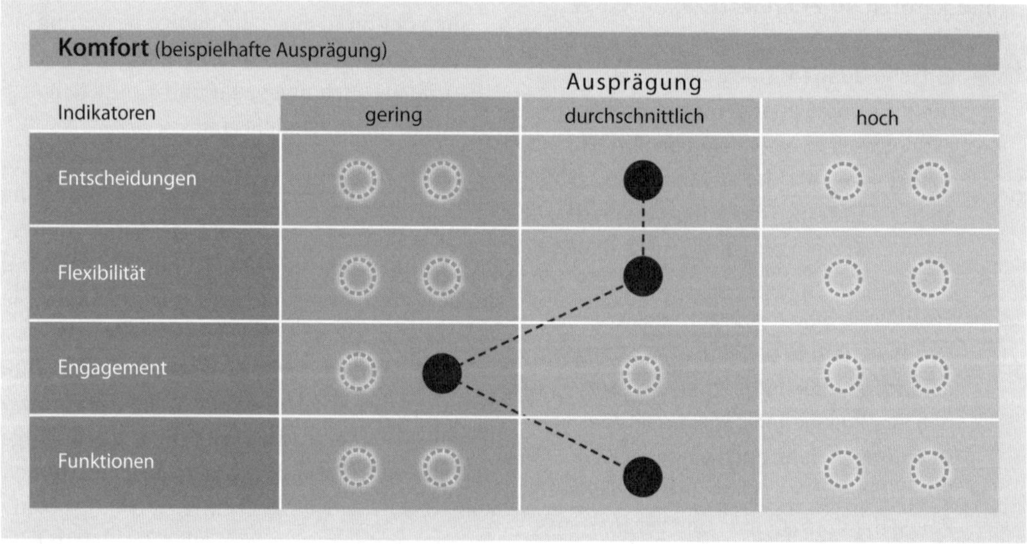

◘ **Abb. 2.4**   Komfort

und Ihre Abteilung allein wenig bewirken kann, sind die Klinikleitung, der ärztliche Direktor und das Chefärztegremium in der Pflicht. Erforderlichenfalls sollten Sie sich in diesem Fall nicht scheuen, bei der Klinikleitung externe Beratungs- und Coaching-Expertise zu beantragen.

Aus dem Klinikalltag: Forscher und Umsetzer
Chefarzt Professor Dr. Rüdiger Kranz hat ein Funktionsdiagramm seiner Abteilung erstellt. Er hat festgestellt, dass viele Ärzte in seinem Team vertreten sind, die sich bevorzugt der Forschung widmen und an Publikationen arbeiten. Eine Lücke in den Arbeitspräferenzen verzeichnet Kranz

Zerfall (beispielhafte Ausprägung)

Indikatoren	Ausprägung		
	gering	durchschnittlich	hoch
Entscheidungen	○ ●	○	○ ○
Flexibilität	○ ●	○	○ ○
Engagement	○ ●	○	○ ○
Funktionen	○ ○	●	○ ○

◻ **Abb. 2.5** Zerfall

Pluripotenz (beispielhafte Ausprägung)

Indikatoren	Ausprägung		
	gering	durchschnittlich	hoch
Entscheidungen	○ ○	○	● ○
Flexibilität	○ ○	○	○ ●
Engagement	○ ○	○	○ ●
Funktionen	○ ○	○	● ○

◻ **Abb. 2.6** Pluripotenz

bei der unabdingbaren Aufgabe der ärztlichen Zwischenüberprüfung der DRG-Dokumentationen, bevor diese an den medizinischen Dokumentationsassistenten weitergegeben werden. Wie kann Kranz auch weniger attraktive Aufgaben verteilen, ohne sich den Unwillen der Teammitglieder zuzuziehen, die sich möglicherweise falsch platziert fühlen? Das Aufgabenfeld der DRG-Überprüfung kann der Chefarzt jeweils für bestimmte Zeiträume durch das ärztliche Team zirkulieren lassen. So vermeidet Kranz das Empfinden von Ungerechtigkeit.

2.4 Stressoren am Arbeitsplatz – Überprüfen Sie die Ausgleichsfaktoren

Ihr individuelles Stressempfinden steht nicht selten in enger Interdependenz zur Klinikleitung, zu den Kollegen anderer Abteilungen und zu Ihrer Abteilung, die Sie leiten. Die Stressbalance-Waage bietet Ihnen ein Modell zur Überprüfung von Dysbalancen in der Klinik, in Ihrer Abteilung und in Ihrer individuellen Positionierung zwischen »Soll und Haben« am Arbeitsplatz. Im Idealfall bildet Ihr Abteilungsteam den Puffer für Stressoren wie Konkurrenzdruck, wachsende Aufgabenvielfalt und Rentabilitätsdruck. Die Pufferfunktion setzt aber positive Strukturen und Abläufe im Team voraus. Negativemotionen in der Gruppe können wie eine Tröpfcheninfektion wirken und einen Gruppen-Burnout provozieren. In diesem Fall ist das Immunsystem Ihres Teams zu schwach, um den Erreger abzuwehren. Studien quer durch verschiedene Berufsgruppen zeigten: 90% der Arbeitnehmer, die an hochgradiger emotionaler und körperlicher Erschöpfung litten, kamen aus Teams, in denen bis zu 50% aller Kollegen ein fortgeschrittenes Burnout-Syndrom aufwiesen. Burnout hängt also nicht nur von den Arbeitsbedingungen ab, sondern auch vom sozialen Kontext (Hollmann 2012).

Als Leitender Arzt stehen Sie vor der Herausforderung, die Stressbalance (◘ Abb. 2.7) wiederherzustellen, etwa durch adäquate Funktionsverteilungen – und Sie sind in der Mittlerfunktion zwischen Ihrem Team und organisatorischen Rahmenbedingungen. Einfache Modelle der Stressbewältigung in Gestalt von Belastungen und Anforderungen auf der einen und Anforderungspuffern (etwa familiengerechte Arbeitszeiten) auf der anderen Seite der Waage werden der Komplexität veränderter Berufs- und Lebenswelten allein nicht mehr gerecht. Eine Balance zwischen Beruf und Privatleben im umfassenden Verständnis bezieht patho- und salutogenetische Entwicklungsprozesse ein. Den salutogenetischen Aspekt verkörpern die Ressourcen, über die Ihr Abteilungsteam einschließlich Ihnen als Primus inter pares verfügt. Werden Ressourcen und Potenziale nicht abgerufen, wirkt die Dysbalance stressauslösend. Das Ungleichgewicht zwischen ärztlicher Verantwortung und den hierfür erforderlichen Handlungsspielräumen stellt einen pathogenen Faktor dar und die Vulnerabilität der Mitarbeiter nimmt exponentiell mit den gefühlten Organisationsdefiziten zu.

Aus dem Klinikalltag: Selbstheilungskräfte in der Abteilung

Im Funktionsbereich Radiologie ist die Leitende MTRA Manuela Schmidbauer in den Mutterschaftsurlaub gegangen. Sie hatte ihre Position mit hoher Professionalität und großem Engagement ausgefüllt und war mehrfach zertifiziert, u. a. für Mammographie. Zeitgleich mit ihrem Ausstieg sind viele neue Mitarbeiter eingestellt worden. Die früher gut dokumentierten SOP funktionieren auf einmal nicht mehr, Leerstände und Wartezeiten häufen sich, Kollegen aus anderen Abteilungen rufen verärgert an: »Wo bleibt die CT?«. Die Nachfolgerin von Schmidbauer muss sich in das komplexe Aufgabengebiet erst einarbeiten, die jungen Assistenzärzte häufen Überstunden an, der Stresslevel aller Mitarbeiter steigt bedrohlich. Ein erneut in diesem Bereich rotierender Altassistent schlägt die Hände über dem Kopf zusammen: »Was ist hier denn los?« Chefarzt Prof. Dr. Wolfgang Ulmer beschließt, seinen Mitarbeitern keine »Top-down«-Lösung zu oktroyieren, sondern ihnen den Freiraum für ein eigenes Modell einzuräumen. Gemeinsam mit den Assistentensprechern und der jetzt Leitenden MTRA Bettina Strohm entwickeln die Mitarbeiter eine neue Arbeitsplatzbeschreibung und definieren die verloren gegangenen Abläufe neu. Dieses Modell stellen sie dem Chefarzt vor. Heute arbeiten die Mitarbeiter wieder hoch-

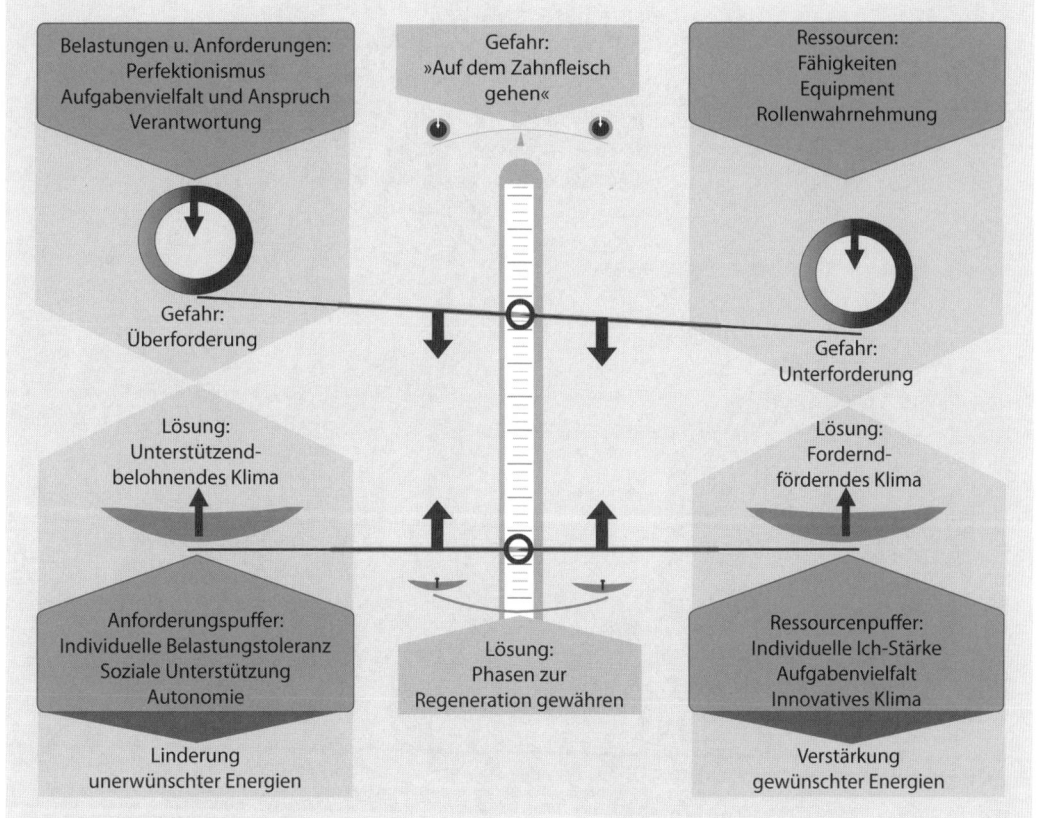

◻ Abb. 2.7 Stressbalance-Waage

motiviert im Team, der Stresslevel hat sich trotz steigender Untersuchungszahlen auf einem für alle Beteiligten tolerablen und kliniküblichen Niveau eingependelt.

2.5 Das gesunde Krankenhaus – Was Ihre Klinik für Ihre Gesundheit tun kann

Ein gesundes Krankenhaus ist mehr als die Abwesenheit gesundheitsgefährdender Faktoren. Ein gesundes Krankenhaus ist auch weit mehr als das Vorhalten von Rückenschulkursen. Ein gesundes Krankenhaus betreibt Gesundheitsför-

derung für die Mitarbeiter und damit auch für Sie als Leitenden Arzt. In einem gesunden Krankenhaus initiiert die Klinikleitung den gezielten Dialog mit Mitarbeitern und Führungskräften zu Einstellungen, Verhaltensweisen sowie Lebens-, Arbeits- und Umweltbedingungen. Dies hat zum Ziel, gesundheitsdienliche Ressourcen zu steigern und Beschäftigte zu einer gesunden Lebensführung zu motivieren. Hierbei werden sämtliche Aspekte zur Gesunderhaltung der Mitarbeiter im physischen, psychisch-mentalen und sozialen Kontext berücksichtigt. Das biopsychosoziale Syndrom, das heute bei Volkskrankheiten wie etwa dem Rückenschmerz in Anamnese, Diagnostik und Intervention berücksichtigt

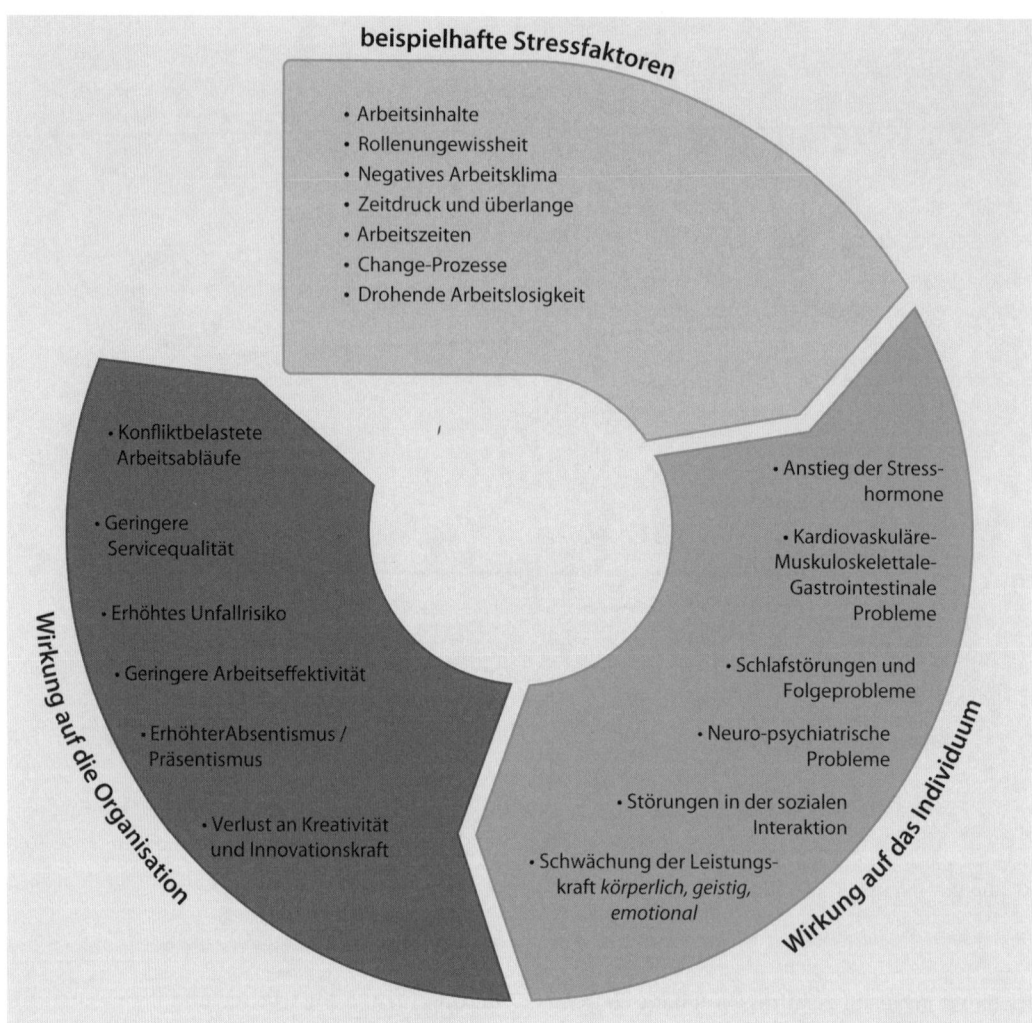

■ **Abb. 2.8**   Stressoren und Stress

wird, wird zunehmend als Bestandteil einer komplexen Gesundheitsförderung in Kliniken und Organisationen erkannt. Hier werden alle potenziellen Stressfaktoren berücksichtigt. Die Abbildung »Stressoren und Stress« (■ Abb. 2.8) zeigt, welche Auswirkungen arbeitsplatzimmanente Stressfaktoren auf die Klinik als Organisation und auf das Individuum, also auf Sie als Leitenden Arzt haben können.

2.5.1   Betriebliche Gesundheitsförderung – Maßnahmenpaket für den »Organismus« Klinik

Betriebliche Gesundheitsförderung (BGF) bezeichnet eine Handlungsstrategie auf den Ebenen Mensch – Organisation – Arbeit, die strategisch und methodisch darauf abzielt, physische und psychomentale Gesundheitsressourcen im Unternehmen (und damit auch in Kliniken) aufzubauen. Maßnahmen des Arbeitsschutzes und der Arbeitsmedizin wie etwa ergonomische Gestaltung von Arbeitsplätzen, Lichtverhältnisse oder die Beachtung von Emissionen sind ebenso inkludiert wie die substanzielle Unterstützung der Beschäftigten in ihrem psychischem Wohlbefinden, ihrem Selbstvertrauen und ihrer Bewältigungskompetenz. Die ganzheitliche Intervention ist ein Merkmal von Unternehmenskultur und wird als »präventive Rehabilitation« bezeichnet (Peschkes 1998). Die bis heute maßgebliche Luxemburger Deklaration zur Betrieblichen Gesundheitsförderung in der Europäischen Union aus dem Jahr 1997 kennzeichnet die drei großen, miteinander verknüpften Bereiche:

- Verbesserung der Arbeitsorganisation und der Arbeitsbedingungen,
- Förderung einer aktiven Mitarbeiterbeteiligung,
- Stärkung persönlicher Kompetenzen.

> **Definition**
> **Best Practice:** Die in den USA gegründete Great-Place-to-Work-Initiative zeichnet auch deutsche Kliniken für Best-Practice-Modelle betrieblicher Gesundheitsförderung aus.

Zu Ihrer Arbeitsplatzzufriedenheit als Leitender Arzt gehören das Empfinden von körperlicher Leistungskraft und Vitalität, Arbeitsfreude und Kompetenzerleben und grundsätzlich Gelassenheit auch bei verstörenden Entwicklungen (▶ Abschn. 4.5). Ärztliche Leistungsträger, die dieses subjektive Wohlbefinden in der Klinik nicht mehr erleben, werden dauerhaft auch im Privatleben nicht mehr nahtlos auf Well-Being »umschalten« können. Die Gefahr von Stresschronifizierung und Burnout steigt: AU-Tage aufgrund psychischer Störungen dauern im Schnitt 27 Tage, andere Ausfallzeiten nur rund 10 Tage (Ulich u. Wülser 2005).

> **Definition der Präventionsstufen europaweit**
> Betriebliche Gesundheitsförderung umfasst alle Stufen der Primär-, der Sekundär- und der Tertiärprävention. Die einzelnen Phasen im Rahmen der Prävention sind untereinander in der Praxis oft schwer abzugrenzen, sie fließen ineinander und eine Rehabilitation umfasst bereits präventive Maßnahmen. Im medizinischen Kontext werden die Präventionsstufen so definiert:
> - Die **Primärprävention** als Maßnahme zur Erhaltung von Gesundheit und zur Verhinderung von Krankheit setzt möglichst früh an und will der Entstehung von Risikoverhalten bzw. Symptomen zuvorkommen.
> - Die **Sekundärprävention** – auch Früherkennung genannt – zielt auf eine möglichst frühe Erfassung von beobachteten Risiken bzw. Symptomen, sodass durch eine entsprechende Therapie das Fortschreiten der Erkrankung verhindert werden kann oder sogar eine vollständige Heilung möglich ist. Beispiele hierfür sind die Früherkennungsuntersuchungen.
> - Die **Tertiärprävention** bezieht sich auf die Linderung und Rehabilitation nach erfolgter Krankheit. Tertiärpräventive Maßnahmen sollen die Entwicklung von Komplikationen verhindern oder hinauszögern bzw. das Wiederauftreten der Erkrankung (z. B. zweiter Herzinfarkt) verhindern. Die Übergänge zwischen Prävention und (Akut-)Behandlung sind dabei häufig fließend.

2.5.2 Der ROI-Faktor – Warum Ihre Klinik in BGF investieren sollte

Betriebliche Gesundheitsförderung (BGF) rechnet sich (»return of invest«), wie Großstudien

u. a. der Bundesanstalt der Arbeitsschutz und Arbeitsmedizin (BAuA) zeigen. Rund 35 Mrd. Euro kosten laut BAuA deutsche Unternehmen allein die Fehlzeiten bzw. AU-Tage erkrankter Mitarbeiter. Weitere knapp 86 Mrd. Euro werden durch Produktionsausfälle verursacht, Vakanzen können nicht anforderungsgerecht besetzt werden, die Ablauforganisation des Unternehmens weist Bruchstellen stellen. Jeder Ausfalltag kostet deutsche Unternehmen im Schnitt 409 Euro.

Prävention lohnt sich – gerade in Zeiten der Krise
Investitionen in den Arbeitsschutz tragen zum betriebswirtschaftlichen Erfolg eines Unternehmens bei. Zu diesem Ergebnis kommt eine Studie der Universität Gießen im Auftrag der Deutschen Gesetzlichen Unfallversicherung (DGUV). Ein in den Arbeitsschutz investierter Euro mit Arbeitsmedizin und Vorsorgeuntersuchungen bewirkte ein Erfolgssteigerungspotenzial in Höhe von 1,60 Euro. Zu den Erfolgsfaktoren zählen auch höhere Motivation und gestiegene Arbeitsplatzzufriedenheit der Mitarbeiter sowie ein Imagegewinn des Arbeitgebers (www.dguv-forum.de; Forschungsbericht »Qualität in der Prävention«, Mai 2009).

Die 2011veröffentlichte Studie der internationalen Strategieberatung Booz & Company, beauftragt durch die Felix Burda-Stiftung, kann einen noch wesentlichen höheren Return of Invest nachweisen – allerdings waren in dieser Studie die Maßnahmen vielfältiger. 20 große deutsche Konzerne nahmen teil.

Booz & Company: BGF ist wirtschaftliche Vernunft
Durch Erkrankungen am Arbeitsplatz entstehen deutschen Unternehmen 129 Mrd. Euro Produktivitätsausfall, hochgerechnet auf den gesamtwirtschaftlichen Bruttowertschöpfungsausfall beziffert sich der Verlust auf 225 Mrd. Euro, also 9% des Bruttoinlandsprodukts (BIP). Pro Arbeitnehmer entstehen Kosten von 3598 Euro. Der Pro-Kopf-Schaden unterteilt sich in reine Fehlzeiten (Absentismus) und Präsenz am Arbeitsplatz trotz Erkrankung (▶ Abschn. 3.3.1). Bereits der Return of Invest in Höhe von bis zu 16 Euro für jeden investierten Euro in BGF beruht auf der reinen Verringerung von Krankheitstagen und den damit verbundenen direkten Kosten. Indirekte Kosten wie Know-how-Verlust oder verminderte Produktivität sind noch nicht eingerechnet. »BGF verschafft Unternehmen echte strategische Wettbewerbsvorteile, senkt Kosten und steigert die Produktivität erheblich«, fasst Rolf Fricker, Vice President und Gesundheitsexperte bei Booz & Company, die Ergebnisse zusammen. »Daher muss sie integraler Bestandteil jeder Unternehmensstrategie sein und gesundheits- sowie wirtschaftspolitisch forciert werden« (www.booz.com/de/home/Presse/Pressemitteilungen).

2.5.3 Die Stanford-Formel – Die Rechentabelle für Ihre Klinikleitung

Der wirtschaftliche Schaden, der Ihrer Klinik durch Fehlzeiten und Produktionsausfälle entsteht, ist individuell bezifferbar. Das macht die von der US-amerikanischen Stanford University entwickelte Stanford-Formel deutlich. In einem mehrstufigen Berechnungsverfahren werden die durch physiologische und psychologische Belastungen der Mitarbeiter entstandenen Fehlzeiten und Minderleistungen kostentechnisch erfasst. Der betriebswirtschaftliche Schaden durch Leistungsverlust verdeutlicht zugleich das wirtschaftliche Potenzial gesundheitsfördernder Maßnahmen.

Risikotest mit der Stanford-Formel
Die Formel geht davon aus, dass 20% aller Mitarbeiter und Führungskräfte (Beschäftigte) eines Unternehmens aufgrund physiologischer und psychologischer Belastungen durchschnittlich um 25% leistungsgemindert sind – von Suchtproblematiken bis zum Burnout. Diese Ausfallkosten werden häufig nicht berücksichtigt.
- Schritt Eins: Die Anzahl aller Beschäftigten wird mit 0,2 multipliziert (20%). Dies ist der Zahl der Beschäftigten mit gesundheitlichen Problemen.
- Schritt Zwei: Diese Zahl wird multipliziert mit dem Durchschnitt des Jahresbruttogehaltes aller Beschäftigten, hieraus ergibt sich das Durchschnittsgehalt der Beschäftigten mit gesundheitlichen Auffälligkeiten.
- Schritt Drei: Das Durchschnittsgehalt der Beschäftigten mit gesundheitlichen Auffälligkeiten wird multipliziert mit 0,25 (25% Minderleistung). In der Endsumme erkennt der Arbeitgeber die Kosten für nicht erbrachte Leistungen durch gesundheitliche Beeinträchtigungen.

2.5.4 EN ISO 10075 – Qualitätsmanagement zugunsten Ihrer Gesundheit als Arzt

Beim ersten Überfliegen dieses Kapitel sticht Ihnen zuerst die »EN ISO« ins Auge? Sie denken spontan:»Nicht schon wieder eine neue Leitlinie, für deren Einhaltung ich dann beim nächsten Audit gerade stehen muss!«? Nein, diese EN ISO verlangt nichts von Ihnen als Manager von Prozessen, sondern ist zugunsten Ihrer psychischen Gesundheit als Leitender Arzt und Ihrer Leistungsfähigkeit entwickelt worden. In der Patientenversorgung gehören Messungen der Patientenzufriedenheit, Validierung der Ergebnisse und gezielt gesteuerte Optimierungsverfahren heute zum Grundverständnis von Zertifizierungsverfahren in Kliniken. Dass der Gesetzgeber diese Sorgfalt auch für die Mitarbeiter und die Führungskräfte der Klinik verlangt, ist bisher weniger bekannt.

Grundlage ist die gesetzlich vorgeschriebene Gefährdungsbeurteilung, die Unternehmen im Rahmen der Arbeitsschutzmaßnahmen zur Unfallverhütung und zur ergonomischen Arbeitsplatzgestaltung beachten und gewährleisten müssen. Die Gesamtgefährdungsbeurteilung (GGB) ist in der Norm EN ISO 10075 definiert und umfasst »die Gesamtheit aller erfassbaren Einflüsse, die von außen auf den Menschen zukommen und psychisch auf ihn einwirken.« Vor allem die arztspezifischen Stressoren Überlastung und Zeitdruck durch die Arbeitsmenge sowie ständiges Parallelmanagement sind wichtige Indikatoren für eine psychosoziale Gefährdung. Das Ausmaß der Gefährdung kann in Gestalt von Fragebögen, Tätigkeitsanalysen und tagebuchartigen eigenen Notizen erfasst werden. Beratungsunternehmen bieten diese Dienstleistung an

2.5.5 Kohärenz – Wenn in der Klinik alles rund läuft

Kliniken, die in Maßnahmen einer komplexen Betrieblichen Gesundheitsförderung investie-

ren, fördern bei ihren Mitarbeitern und den ärztlichen Leistungsträgern das Empfinden der Kohärenz und damit eine hohe Leistungsbereitschaft und Arbeitsproduktivität. Kohärenz wird in der Arbeitsforschung als die höchste Stufe der Übereinstimmung zwischen dem eigenem Einsatz an Arbeitsleistung und der Gegenleistung des Unternehmens definiert. Hier werden vier Determinanten in Abgleich gesetzt: Die individuellen Faktoren umfassen u. a. die Förderung überfachlicher Führungsqualifikationen und von Eigenverantwortung, die Mitarbeiter werden im Wissenserwerb unterstützt. Die kollektiven Faktoren bilden sich beispielsweise in Arbeitszeitmodellen und Organisationskultur (Transparenz, Vertrauen etc.) ab. Maßnahmen wie Teamentwicklung, Konfliktmanagement und sog. Work-Life-Balance-Modelle gehören zur Handlungsebene.

2.6 Errungenschaften in der Wirtschaft – Auch Ihre Klinik kann dabei sein

Lebensarbeitszeitkonten, Vereinbarkeit von Familie und Beruf, Familienphase und Pflegepause, Job-Sharing, Teilzeit, Kernarbeitszeiten: Der Wert der Ressource Mensch für die Wertschöpfung des Unternehmens wird zunehmend erkannt (▶ Abschn. 1.2). Etliche Unternehmen in Wirtschaftsbranchen außerhalb der Gesundheitswirtschaft binden bereits externe Dienstleister ein. Der Arbeitgeber erwirbt Beratungs- und Dienstleistungspakete für seine Mitarbeiter, sog. Employer-Assistant-Programs (EAP). Ist etwa der Ehepartner erkrankt, der in Teilzeit oder im Erziehungsurlaub für den Nachwuchs verantwortlich ist oder den pflegebedürftigen Elternteil versorgt, engagiert die vom Arbeitgeber beauftragte EAP-Agentur eine vorübergehende Hilfe. Der berufstätige Ehepartner kann trotz der privaten Belastungen seine volle Leistungsfähigkeit am Arbeitsplatz investieren.

2

»Humankapital« Arzt
Immer mehr große Wirtschaftsunternehmen bieten ihren wertvollen Führungskräften Checks ihrer körperlichen und psychomentalen Verfassung an. Fällt Ihnen spontan eine Klinik ein, die ihren Chefärzten einen 1,5 Tage währenden Exklusivcheck offeriert?

Zunehmend dringen die Erkenntnisse auch zu den Kliniken vor: »Eine familienfreundliche Personalpolitik«, sagt der Präsident der Deutschen Krankenhausgesellschaft Rudolf Kösters, »lohnt sich für die Kliniken nicht nur menschlich, sondern auch betriebswirtschaftlich«. Die Berliner Charité etwa bietet einen Elternservice an, der auf der Suche nach einem Kindergartenplatz hilft und flexible Arbeitszeitmodelle. Das Evangelische Krankenhaus Woltersdorf bei Berlin praktiziert Kernarbeitszeiten, Sabbaticals und Teilzeitarbeit. Auch Ärzte bräuchten eine Balance, betont Chefarzt Frank Naumann, um die Patienten optimal versorgen zu können. Im Schwarzwald-Baar-Klinikum sind Wahlarbeitszeiten Bestandteil eines umfassenden Konzepts zur Mitarbeiterbindung.

Mehr als akademische Blütenträume
»Angesichts eines schwindenden Fachkräftemarktes ist die Markenbildung einer Klinik nur eine Komponente in einem sehr weit gefassten Aufgabenspektrum. Wir müssen künftig auf soziale Komponenten achten, auf Work-Life-Balance und auf aktualisierte Lebensentwürfe. Es gilt Handlungsspielräume zu eröffnen, Autonomie zu fördern. Es genügt nicht mehr, akademische Blütenträume der Maximalversorgung zu hegen, wenn die damit einhergehenden Belastungen von den Mitarbeitern nicht getragen werden. Wir müssen alle Entwicklungsfelder im Auge behalten und immer wieder neue Antworten finden« (Prof. Dr. Thomas Ittel, Ärztlicher Direktor und Vorstandsvorsitzender des Universitätsklinikums Aachen zum Themenfeld Mitarbeiter finden und binden).

Das Österreichische Netzwerk Gesundheitsfördernder Krankenhäuser und Gesundheitseinrichtungen (ONGKG; ▶ Abschn. 3.8) fordert: »Hospitals need to promote health for all« (Euro-

pean Hospital, 2011, Vol. 20, Issue 6/11; s. www.european-hospital.com), denn: »Geht es der Belegschaft gut, profitiert auch der Patient« Die Salzburger Landeskliniken etwa haben ein Programm für ältere Beschäftigte aufgelegt. In der Schweiz (▶ Abschn. 3.7) setzte das Universitätsspital Basel auf die drei Säulen Arbeitssicherheit, Arbeitsorganisation und Arbeitsbewältigung als integrierten Bestandteil der Unternehmenspolitik und -kultur (Kocher 2005).

Visionäre Kraft entfaltet eine Studie im Auftrag der Robert Bosch Stiftung: »Die Klinik der Zukunft« wird in verstärktem Maße den Erfordernissen individueller Arbeitsplatz- und Arbeitsvertragsgestaltung gerecht werden müssen, wenn sie ihre Leistungsträger an das Haus binden will. Lassen Sie sich inspirieren!

Kliniken: Ressource Personal gewinnt an Bedeutung
Verlieren in einigen Branchen personenbezogene Dienstleistungen ihre Bedeutung, so gilt für Krankenhäuser das Gegenteil: Unter den Vorzeichen eines gravierender werdenden Personalmangels werden sie bestrebt sein, ihren Mitarbeitern Perspektiven zu bieten, die das Beschäftigungs- durch ein Entwicklungsverhältnis ersetzen. Laut einer von der Robert Bosch Stiftung in Auftrag gegebenen Studie aus dem Jahr 2007 wird eine große Herausforderung darin liegen, durch attraktive Beschäftigungsverhältnisse der Abwanderung der Ärzte aus dem klinischen Bereich entgegenzuwirken und der Majorität von Frauen durch Modelle für eine Vereinbarkeit von Beruf und Familie gerecht zu werden. Charakteristisch für entwicklungsorientierte Arbeitsverhältnisse werden dynamische Komponenten sein. Welche der Indikatoren erkennen Sie in Ihrer Klinik?

- Familienverträge, die das soziale Umfeld der Mitarbeiter mit einbeziehen,
- Weiterbildungsvereinbarungen als Bestandteil der Vergütung,
- Vertragslaufzeiten, die sich an Zielvereinbarungen und erreichten Positionen orientieren,
- dynamische Anpassung des Aufgabenfeldes,
- Leistungsbemessung auf Basis tatsächlich erbrachter Leistungen sowie
- Individualisierung der Arbeitsverträge nach spezieller Qualifikation und Einsatzgebiet.

(Quelle: HWP Planungsgesellschaft mbH Stuttgart, Studie im Auftrag der Robert Bosch-Stiftung, »Zukunft für das Krankenhaus, 20.11.2007; www.hwp-planung.de)

2.7 Conclusio – Fordern Sie Ihren Arbeitgeber heraus!

Sämtliche Beispiele, die wir Ihnen vorgestellt haben, bieten Ihnen als Leitendem Arzt eine Fülle an Argumentationsstoff: Was kann Ihre Klinik tun, um Ihnen einen Arbeitsplatz zu bieten, an dem Sie Ihre Potenziale entfalten und mit Freude arbeiten können? In diesem Kapitel war es unser Anliegen, Ihnen Blickwinkel zu eröffnen, die sich Ihnen in Ihrem aufreibenden Arbeitsalltag nicht per se erschließen – etwa die organisationale Energie Ihres Hauses, an der Sie als Chefarzt mitwirken. Mit der Vorstellung konkreter Handlungsoptionen für Ihre Klinikleitung – auch in Gestalt der Einbindung externer Expertise – können Sie in der nächsten Dialogrunde mit dem Klinikmanagement Ihr unternehmerisches (Selbst-)Verständnis unter Beweis stellen: Krankenhäuser, in denen eine hohe Mitarbeiterzufriedenheit herrscht, ziehen auch Patienten an. Die Aktivität, die Sie als Leitender Arzt und Impulsgeber hier einbringen, entspricht Ihrer Rolle als Gestalter und Leistungsträger Ihres Hauses. Hier kanalisieren Sie Ihre Energien in eine für alle Beteiligten positive Richtung. Welche Aktivitäten Sie eher meiden sollten, vertiefen wir im folgenden ► Kap. 3.

2.8 Das Interview: »Das Moment der psychischen Gesundheitsgefährdung ist überragend«

Dr. med. Wolfgang Panter (VDBW) im Gespräch mit Jens Hollmann

♦ Die Arbeitsmedizin ist für alle Berufsgruppen zuständig, gehören Ärzte in Kliniken heute zu einer besonders gefährdeten Gruppierung, auf die die Arbeitsmedizin ihre Aufmerksamkeit gelenkt hat?

→ Wir müssen hier zunächst beachten, dass unsere Disziplin ein präventiv-medizinisch ausgerichtetes Fach ist. Unser Ansatz ist das Reflektieren über die eigene Gesundheit. Der Arzt kann Prävention dem Patienten gegenüber nur authentisch vermitteln, wenn er selbst sich dementsprechend verhält. Ein Beispiel ist der Arzt, der raucht oder der Arzt mit Übergewicht. Da fehlt es gegenüber dem Patienten an Glaubwürdigkeit.

♦ Welches sind aus Ihrer Sicht als Arbeitsmediziner die Hauptrisikofaktoren für die Gesundheit der Ärzte in Kliniken?

→ Statistische Erkenntnisse zur Ärztegesundheit haben wir bisher nicht, es gibt aber viele Einzelaussagen. Den Raubbau, der in Kliniken an der Gesundheit von Ärzten geschieht – wie etwa durch Schichtdienste mit zu geringen Erholungsphasen – gibt es in dieser Form in der Industrie kaum mehr. Ein wichtiges Moment ist auch, dass viele junge Kollegen an ihr Aufgabengebiet unzureichend herangeführt werden, »mach' mal«, heißt es da. Bei vielen Kliniken habe ich nicht das Empfinden, dass dort eine achtsame Führung stattfindet, da werden junge Ingenieure wesentlich strukturierter und sorgsamer in ihr Aufgabengebiet eingeführt. Es ist überhaupt erstaunlich, was in Kliniken noch im Umgang miteinander toleriert wird. Die höchste ärztliche Kapazität muss nicht unbedingt die beste Führungskraft sein.

♦ Welche Prozesse und Strukturen sind in Kliniken gesundheitsgefährdend?

→ Es gibt generell eine große Arbeitsverdichtung, mehr komplexe Aufgaben, denken Sie an die Differenzialdiagnostik, mehr Methodenvielfalt und Erweiterung des Aufgabenfeldes von Ärzten. Die Liegezeiten sind kürzer. Heute werden durch die Budgetierung viel mehr Patienten in viel kürzeren Zeitdauern durchgeschleust. Die Personaldichte aber hat nicht zugenommen. Die Zahl der Arztbriefe steigt, die wachsende Bürokratisierung und damit die Aufgabenfülle für

Ärzte üben enormen Druck aus. Ärzte, die im Beruf gestresst sind und persönlich keine Auffangmöglichkeit haben, sind schnell in der Dekompensation, können den Stress nicht mehr abbauen. Der Lebensstil spielt hier natürlich auch eine Rolle. Wenn der private Anker verloren gegangen ist, sind diese Ärzte psychisch destabilisiert. Ich möchte hier aber auch den Punkt ansprechen, dass natürlich der Beruf selbst, die Erfüllung, die der Arzt in seinem Beruf findet, die Resilienz stärken kann.

» Kliniken sind zu stark auf Rationalisierung fokussiert. «

♦ Wie kann es gelingen, dass Kliniken ihren Ärzten hier Unterstützung bieten?

→ Dieser Aspekt betrifft die Unternehmenskultur. Bei Klinikkonzernen gibt es oft keine gewachsene Identität, es hat Zukäufe gegeben, der Konzern ist nicht organisch gewachsen. Es dauert sehr lange, dort eine Unternehmenskultur aufzubauen, dafür bedarf es eines intensiven Managementprozesses. Wenn damit aber zu lange gewartet wird, kann dieser Prozess auch keine Wirkung mehr entfalten. Es gibt Untersuchungen, die belegen, dass im Zeitrahmen von 2 Jahren die Bereitschaft für Veränderungen da ist, danach wird es enorm schwer. Betriebliche Gesundheitsförderung wäre ein hervorragendes Instrument, um an die Belegschaft heranzukommen, um die Mitarbeiter ans Haus zu binden. Das wird aber nicht erkannt, Kliniken sind immer noch zu stark auf Einkauf und Rationalisierung fokussiert. Dabei wird vergessen, dass Kliniken Dienstleistungsunternehmen sind, die von den Menschen zehren, die dort arbeiten.

♦ Welchen strategisch-konzeptionellen Einfluss haben Arbeitsmediziner in Kliniken?

→ Da stellt sich zuerst die Frage: Wo stehen die Arbeitsmediziner in der Hierarchie? Unter »ferner liefen« oder direkt an den Vorstand angegliedert? In der Industrie sind die Arbeitsmediziner meist direkt dem Vorstand unterstellt, nicht so in Kliniken. Hier gibt es im Regelfall viele Zwischenebenen zwischen Klinikvorstand und Arbeitsmedizinern. Die Folge: Die Arbeitsmediziner haben Schwierigkeiten, an die wahren Entscheider heranzukommen. Es gibt in Kliniken kein in sich geschlossenes Konzept für Betriebliche Gesundheitsförderung (BGF). Hier ist noch nicht erkannt worden, dass BGF ein wichtiger Faktor zur Mitarbeiterbindung ist. Eine fundierte betriebliche Gesundheitsförderung umfasst viele Aspekte inklusive des Betrieblichen Eingliederungsmanagements (BEM) zur beruflichen Reintegration längerfristig erkrankter Beschäftigter bis zur Arbeitssituation und Arbeitsbelastung 60plus. BGF ist ein sehr individuelles Vorgehen, bei gleichem Krankheitsbild müssen nicht zwangsläufig die gleichen Maßnahmen ergriffen werden, BGF ist auf Individuen abgestimmt, es gibt hier keinen Goldstandard.

♦ In vielen Kliniken ist noch nicht einmal der Unterschied zwischen Verhaltens- und Verhältnisprävention geläufig, wo wollen die Arbeitsmediziner hin?

→ Wir Arbeitsmediziner sind auf dem Weg in Richtung Verhältnisprävention. Es fehlt allerdings bisher ein systematisches Angehen. Es ist auch erstaunlich, was Ärzte in Kliniken einfach immer alles hinnehmen. Wirklich gut funktioniert das BEM, weil hier klare gesetzliche Regelungen gelten. Kommt der Arbeitgeber den Auflagen nicht nach, hat das rechtliche Konsequenzen.

» Das Thema Ärztegesundheit wird bisher in den Kliniken nicht ernst genug genommen. «

♦ Gibt es Unterschiede in puncto psychophysische Gesundheitsgefährdung zwischen den »schneidenden« Fächern und den konservativen Disziplinen?

➜ Was die physische Belastung angeht, würde ich sagen: ja und nein. Natürlich ist der Operateur am Tisch einer größeren körperlichen Belastung ausgesetzt. Die Feinmotorik ändert sich im Laufe des Lebens, vielleicht braucht der ältere Chirurg mehr Erholungsphasen.

♦ Herr Dr. Panter, da Sie dieses Moment ansprechen, möchte ich das Prinzip der Mikropause zur Sprache bringen – etwa alle halbe Stunde für 90 Sekunden weg vom Tisch. Eine Studie der MH Hannover hat gezeigt, dass die Konzentration danach umso höher ist. Würden Sie mir zustimmen, dass selbst diese einfachen Methoden des Stressabbaus für viele Kollegen Neuland sind?

➜ Da haben Sie Recht. Viel wichtiger aber scheint mir das Moment der psychischen Gesundheitsgefährdung. Egal in welcher Disziplin. Dieses Gefährdungsmoment ist überragend, einige Gründe habe ich weiter oben schon genannt. Die psychische Gesundheit ist auch für die Volkswirtschaft enorm wichtig. In den Berentungen zeichnet sich ab, dass ein wachsender Berentungszugang über psychische Erkrankungen erfolgt. Dem müssen sich die Organisationen im Vorfeld stellen. In diesem Kontext kann Führung ein ganz wichtiger Aspekt sein, die gute Kommunikation in Kliniken, hier gibt es enormen Nachholbedarf.

♦ Der VDBW will die Gesundheit von Ärzten erhalten und fördern. Gibt es hier einen VDBW Masterplan?

➜ Nein, einen Masterplan haben wir bisher nicht, darüber muss aber nachgedacht werden. Aus meiner Sicht ist aktuell die Delegierbarkeit ärztlicher Leistungen ein ganz wichtiger Punkt. Das muss natürlich mit der Bundesärztekammer abgestimmt werden.

♦ Wie zuversichtlich sind Sie, dass die notwendigen Änderungen am Arbeitsplatz Klinik in absehbarer Zeit umgesetzt werden?

➜ Das Thema insgesamt wird bisher nicht ernst genug genommen, meines Erachtens fehlt es am Willen der Geschäftsführungen in den Kliniken. Es wird beispielsweise immer noch nicht gesehen, wie wichtig BGF für die Produktivität der Mitarbeiter ist. Hier sind die Deutsche Krankenhausgesellschaft (DKG) und das Deutsche Krankenhausinstitut (DKI) in der Pflicht, dieses Thema in die Kliniken hineinzutragen. Die DKG müsste verbindliche Strukturen vorgeben, denn ich sehe bei den Kliniken ein großes Beharrungsvermögen, an alten Strukturen festzuhalten. Sicher gibt es gut geführte Kliniken, auch Klinikkonzerne. Wenn aber eine Branche erst einmal ein Negativimage hat, ist das auf Dauer ein Problem.

Berufsgenossenschaften: Arbeitsanalysen für gestresste Ärzte

Zu den arbeitsbedingten Stressauslösern für Ärzte in Kliniken gehören nach einer Untersuchung der Universität Hamburg und der Berufsgenossenschaft Gesundheitsdienst und Wohlfahrtspflege (BGW) u. a. Zeitdruck, Schwachstellen in der Arbeitsorganisation und schwierige Interaktionen mit Patienten und Angehörigen. Ob und inwieweit Stress entsteht, hängt aber auch davon ab, wie der Betreffende die jeweilige Situation bewertet und welche individuellen Ressourcen er etwaigen Stressoren entgegensetzen kann. Insgesamt ergeben sich für das betriebliche und das persönliche Stressmanagement vier Ansatzpunkte:
- Abbau von Stressoren,
- Aufbau von Ressourcen,
- Veränderung individueller Bewertungen,
- Entwicklung von Bewältigungsstrategien und Förderung der Regeneration.

Beim betrieblichen Stressmanagement empfiehlt sich meist, betriebsbezogene und personenbezogene Maßnahmen zu kombinieren – beispielsweise organisatorische Veränderungen und Führungskräftecoachings. Wichtig ist in jedem Fall eine gründliche Situationsanalyse, etwa im Rahmen der gesetzlich vorgeschriebenen Gefährdungsbeurteilung. Die Universität Hamburg und die BGW haben gemeinsam einen Fragebogen entwickelt, mit dem Kliniken speziell in ihrer Ärzteschaft eine stressbezogene Arbeitsanalyse vornehmen und daraus Präventionsmaßnahmen ableiten können. (Befragungsmaterial mit Auswertungs-CD-ROM: Maren Böhmert, Tel. (040)20207-3236, E-Mail: maren.boehmert@bgw-online.de; weitere Informationen unter www.stark.uni-hamburg.de)

Standortbestimmung Arzt – Die Anamnese der individuellen Positionierung

»Arzt hilf Dir selbst« heißt es bereits in der Bibel (Lucas 4,23). Die Aufforderung hat durchaus zwiespältigen Charakter, denn es gibt Situationen, in denen auch Ärzte auf Hilfe angewiesen sind. Nicht selten scheuen Ärzte sich, Hilfe von außen oder von Kollegen einzuholen, selbst wenn sie sie dringend brauchen könnten. In diesem Kapitel möchten wir Sie zu einer Form der Selbsthilfe ermutigen, die Ihnen womöglich ungewohnte Blickwinkel eröffnen wird. Wie gehen Sie mit Ihrer eigenen Gesundheit um? Wie viel Freude bereitet Ihnen Ihre Arbeit noch? Sicherlich haben Sie schon einmal den Vergleich gezogen zwischen Ihren Erwartungen und Plänen als Studierender und Ihrer beruflichen Realität heute – und wie ist Ihre Bilanz?

3.1   Fallbeispiel – Wie Engagement an die Grenzen gerät

Fallbeispiel
Als Angestellte in einem MVZ hatte sie ausreichend Handlungsspielraum gehabt, einen angemessenen Verdienst, eigentlich waren die Rahmenbedingungen recht zufriedenstellend gewesen. Große Herausforderungen hatte sie für sich in dieser Stellung allerdings auch nicht mehr gesehen. Da war das Angebot eines privaten Klinikkonzerns in der Region zu verlockend gewesen: Die Aussicht auf Gestaltungsspielräume angesichts der Anforderungen an Kliniken, sich im Wettbewerb zu positionieren gab den Ausschlag, dass Dr. Gunda Bergmann Leitende Oberärztin in der Endokrinologie wurde und sie stürzte sich mit der ihr eigenen Begeisterung in ihre neuen Aufgaben. Als erste große Aufgabe sah sie eine Modernisierung der Strukturen und eine schrittweise Umstellung auf prozessorientierte Behandlungspfade, im nächsten Schritt sollten Anpassungen an moderne neue Berufsbilder erfolgen, die Einstellung eines Physician Assistant sollte der Neuorientierung der Pflegeberufe gerecht werden und die starren Grenzen zwischen Ärzteschaft und Pflege lockern. Im

ausschlaggebenden Endrundengespräch mit der Klinikleitung waren ihre Überlegungen noch als innovativ gewürdigt worden: »Sie bringen hier frischen Wind hinein« hatte der Vorstandsvorsitzende gesagt. Im Abteilungsalltag allerdings schienen die Hürden zur Umsetzung ihrer großen Vorhaben jeden Tag größer zu werden. Kollegen aus anderen Abteilungen blockierten ihre Aktivitäten subtil, ärztliche Mitarbeiter begannen sie zu meiden. In den ersten, noch leidenschaftlichen Disputen, in denen Bergmann den Kollegen vorwarf, sie fürchteten lediglich um ihre Pfründe, und den ärztlichen Mitarbeitern auseinanderzusetzen versuchte, dass sie mit hochqualifizierten Pflegern nur gewinnen könnten, stieß sie auf ablehnendes Schweigen. Man begann sie zu meiden. Ihr Chefarzt, der kurz vor seiner Pensionierung stand, hielt sich aus den Auseinandersetzungen heraus. Die Stimmung wurde zunehmend eisiger und langsam spürte Bergmann, wie eine innere Leere und Aussichtslosigkeit sie in Beschlag nahm. Keine Nacht konnte sie mehr richtig durchschlafen. War sie noch vor wenigen Monaten jeden Morgen voller Elan ins Klinikum gefahren, so musste sie sich jetzt förmlich zwingen und spürte schon beim Betreten des Klinikfoyers wie sich der Ring um ihren Brustkorb enger zu ziehen schien. So konnte es nicht weitergehen.

Für sorgfältige Introspektive bleibt im (Arbeits)alltag des Leitenden Arztes – vermeintlich – kaum Zeit. Und ändern, so denkt manch »Getriebener« zwischen klinischem Versorgungsauftrag und evidenzbasierter Medizin, zwischen Kongressen und familiären Ansprüchen, würde es die Bedingungen auch nicht, unter denen er arbeitet. Zugegebenermaßen: Einfach ist es nicht, vermeintlich festgefügte Strukturen und Abläufe zu überdenken und an entscheidenden Stellschrauben zu drehen, es ist aber auch keineswegs aussichtslos. Die Kernfrage, die Sie an sich selbst richten, gibt den Impuls: »Wie können Sie als Leitender Arzt unter hohem Druck Ihren Beruf noch viele Jahre lang gelassen und gesund ausüben?«

Sicherlich haben Sie sich schon einmal folgende Fragen gestellt:

- Erwarten Sie mehr von sich, als Sie noch leisten können? Vielleicht haben Sie noch 100% zur Verfügung, verlangen sich aber dauerhaft 110% ab? Das kann nur eine begrenzte Zeit funktionieren. Es ist ein Unterschied, ob Sie sich in einem Kurzsprint auspowern oder ob Sie einen Marathon absolvieren.
- Welche Kraftreserven stehen Ihnen vermeintlich und welche stehen Ihnen real zur Verfügung? Wenn Sie sich nicht vorstellen können, in den nächsten 10 Jahren mit der gleichen Energie wachsenden Anforderungen gerecht zu werden, dann sollten Sie dringend über ein Moratorium in Ihrem (Berufs)leben nachdenken.

Wenn Sie diese Überlegungen zulassen, wird deutlich, dass Sie selbst mit Ihren Potenzialen und Ressourcen hier eine sehr wichtige Rolle spielen, dass die sorgfältige und bewusste Anamnese Ihrer Beweggründe und Einstellungen Ihnen dazu verhelfen kann, auch unter hohem Druck eine innere Festigkeit und Gelassenheit zu wahren. Nur wer »Chef im eigenen Haus« ist, mit den eigenen Ressourcen klug umgeht und sich selbst regulieren kann, wird dauerhaft auch im »Außen«, in der Klinik, in der Abteilung seine Arbeit als erfüllend erleben.

Die Fähigkeit, sich selbst mit einem inneren Abstand betrachten zu können, wird in der Psychologie als intraindviduelle oder auch intrapersonelle Intelligenz bezeichnet. Sind Sie sich dessen bewusst, welches Ihre inneren Antreiber (▶ Abschn. 3.4.5) sind, die Sie zur Erfüllung von Aufgaben »zwingen«, auch wenn Sie spüren, dass die Grenze erreicht ist? Sind Sie sich dessen bewusst, warum Sie sich für den Beruf des Arztes entschieden haben (▶ Abschn. 3.4.2)? Warum Sie den Karriereweg des Leitenden Arztes beschritten haben? Wie definieren Sie als Arzt sich im Verhältnis zum Patienten, zu Ihren Mitarbeitern, Ihren Kollegen (▶ Abschn. 3.4.3)? Wann haben Sie das letzte Mal über Ihre Verankerung in Ihrem familiären Umfeld nachgedacht? Wie viel tragen Sie mit sich selbst aus (▶ Abschn. 3.5)?

Die neun Intelligenzarten des Menschen
Der US-amerikanische Wissenschaftler und Psychologe Howard Gardner hat insgesamt neun Formen der Intelligenz »destilliert«. Traditionelle Intelligenztests messen lediglich die verbale und die logisch-mathematische Intelligenz, Gardner geht in seiner Differenzierung auch über die gängige Klassifizierung eher analytischer und eher emotionaler Intelligenz, von IQ und EQ, hinaus.

- Visuell-räumliche Intelligenz: Sinn für Formen und für Raumdimensionen
- Kreative Intelligenz: Musik, Kunst
- Sprachintelligenz: großer Wortschatz sowie Rede- oder Schreibgewandtheit
- Logisch-mathematische Intelligenz: folgerichtiges Denken
- Interpersonelle Intelligenz: Einfühlungsvermögen, Empathie
- Intrapersonelle Intelligenz: Wissen über sich selbst
- Physische Intelligenz: Kooordinationsgeschick, gut ausgebildete Sensomotorik
- Umfeldintelligenz: Verständnis für die Natur und unsere Umwelt
- Existenzielle Intelligenz: philosophisch-spirituelle Dimensionen

---

In diesem Kapitel eröffnen wir Ihnen verschiedene Perspektiven, um auf sich selbst zu schauen, frei nach Franz von Sales, Fürstbischof von Genf (1567–1622): »Wir sollten täglich eine halbe Stunde über uns selbst nachdenken. Die einzige Ausnahme wäre die, wenn wir richtig viel zu tun haben. Dann sollte es eine Stunde sein.«

3.2 Erschöpfte Mediziner – Fakten zur Ärztegesundheit

Deutschland, Österreich, Schweiz – die Gesundheit derjenigen ist bedroht, die anderen zur Gesundheit verhelfen. Ein Phänomen, das vor Ländergrenzen nicht haltmacht. Der mit am höchsten angesehene Berufsstand, mit einem der höchsten Vertrauenswerte aller Berufsgruppen (GFK Vertrauensindex 2011) macht mit Auffälligkeiten von sich reden, die zum Beruf des Arztes in vollkommen Widerspruch zu stehen scheinen: Erschöpfungsdepressionen, Alkohol- und Medikamentenmissbrauch, Scheidungsraten und Suizid liegen bei Ärzten und Ärztinnen höher als in der Allgemeinbevölkerung, heißt es im Schleswig-Holsteinischen Ärzteblatt 3 2005, S. 27–29. Die Ärzteversorgung Niedersachsen (November 2011) konstatiert im Berentungsverfahren 52% der Berentungen auf Basis psychischer Erkrankungen (▶ Abschn. 2.8). Eine Studie der Hans-Böckler-Stiftung speziell zum Gesundheitszustand von Klinikärzten (Deutsches Ärzteblatt, 9.4.2010) ergab bei einer Stichprobenbefragung von 1311 chirurgisch tätigen Klinikärzten aus 489 Krankenhäusern bei etwa einem Viertel der Ärzte eine Gratifikationskrise (▶ Abschn. 3.4.1). Fast 22% der Ärzte verzeichneten eine Dysbalance zwischen Arbeitsanforderung, Verantwortung und Entscheidungsspielräumen. Besonders Chef- und Oberärzte neigen laut Studie zur beruflichen Verausgabung. Für 72% der Befragten führten diese Missverhältnisse zu einer starken Vernachlässigung des Privatlebens.

In Österreich (▶ Abschn. 3.8) zeigt eine Studie auf Basis der Burnout-Indikatoren nach Maslach eine interessante Abweichung des Ärzte-Burnout vom Burnout bei anderen Berufsgruppen: Gelten als die klassischen Burnout-Indikatoren (Maslach 2001) Depersonalisation, emotionale Erschöpfung und Leistungseinbuße, so blieb bei den Ärzten das Leistungslevel noch lange auf hohem Niveau (»Burnout und Sucht: Ärztegesundheit in Österreich«, 17. Februar 2010; Onlineportal universimed).

Eine Studie in der Schweiz (▶ Abschn. 3.7) verdeutlicht ein weiteres speziell ärztliches Phänomen: Ärzte suchen nicht gerne Hilfe, sie stellen sich ihre Diagnosen selbst und behandeln sich selbst (Schweiz Med Forum 7/2007, S.7–8).

3.3 Ärztegesundheit individuell – Krank sind nur die Anderen

Die kulturellen Wurzeln der Erwartungen an Ärzte reichen tief, wie es bereits das Bibelzitat zu Beginn unseres ▶ Kap. 3 deutlich gemacht hat. Vom Arzt, vom Heilenden, wird unbegrenztes Helfen erwartet, zugleich wird verkannt, dass der Arzt selbst krank werden kann – und wird er es dennoch, soll er nicht auf Hilfe von außen zählen. Im Selbstverständnis nicht weniger Ärzte sind Außen- und Eigenwahrnehmung in hohem Maße verschmolzen, die Strenge sich selbst gegenüber haben viele Ärzte internalisiert. Der ärztliche Psychotherapeut und Psychiater Dr. Bernhard Mäulen, Gründer des Netzwerkes Ärztegesundheit Villingen-Schwenningen, richtet den Appell an seine Kollegen: »Helfen Sie mit, den Mythos zu brechen, dass Ärzte nicht krank werden«. Ärzte, so Mäulen, sollten sich wie normale Patienten behandeln lassen und ihre Erkrankung auch gegenüber Angehörigen und Kollegen nicht verbergen.

Bevor wir die Wechselwirkung von Erwartungen des Umfeldes und Erwartungen an die eigene Omnipotenz tiefer untersuchen, möchten wir Ihren Blick auf Ihren Arbeitsalltag in der Klinik lenken: Wie sehr verstricken Sie sich hier in Ihren Selbsterwartungen an Ihre unverminderte Leistungsfähigkeit – und treiben dabei unmerklich Raubbau an Ihrer psychisch-mentalen und körperlichen Unversehrtheit?

Halten sich Ärzte an die Empfehlungen, die sie ihren Patienten geben?

Die Ermahnung, einen gesunden Lebensstil zu pflegen, gehört wohl zum Standardrepertoire ärztlicher Empfehlungen an den Patienten. Mit der eigenen Gesundheit gehen Ärzte oft weniger pfleglich um. Im Kontext des Arbeitsplatzes spricht man von der Verhältnis- und der Verhaltensprävention. Richtet sich die Verhältnisprävention auf Bedingungen des Umfeldes resp. Ihres Arbeitsplatzes Klinik und deren gezielte Beeinflussung, so intendiert die Verhaltensprävention die Vermeidung individuell-gesundheitsgefährdenden Verhaltens. Für Sie als Leitenden Arzt bedeutet Verhaltensprävention, dass Sie die Verantwortung für die Erhaltung Ihrer Gesundheit tragen, sofern Sie dies selbst steuern können. Dazu gehören Selbstverantwortung und Ausbildung eines Lebensstils, der durch die Vermeidung von Risikofaktoren gekennzeichnet ist: Wie Sie sich ernähren, wann und in welchen Mengen Sie Alkohol konsumieren, Medikamente einnehmen, wie viel Ausgleichssport Sie treiben, sind nur einige Faktoren, die einer genauen Untersuchung bedürfen; aber auch Ihr Arbeitsstil und Ihr Umgehen mit den eigenen Ressourcen sind Momente eines gesundheitsgefährdenden oder eines gesundheitsdienlichen Verhaltens. Die Verhaltensprävention hat ein höheres Ziel als die reine Vermeidung von Erkrankungen. Hier soll ein substanzieller Beitrag zu psychischem Wohlbefinden, Selbstvertrauen und Bewältigungskompetenz geleistet werden.

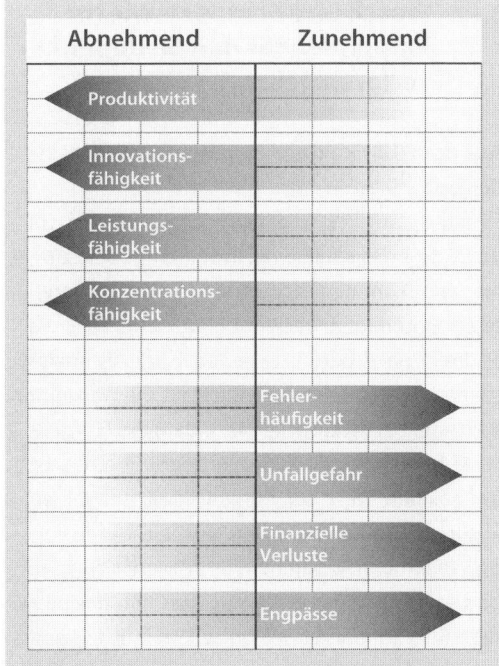

◼ **Abb. 3.1**   Belastungen

3.3.1   Präsentismus – Der innere Zwang, immer präsent zu sein

Sie gehören zu den Chefärzten, die trotz tiefer Erschöpfung die Klinik erst spätabends verlassen und am nächsten Tag um 7 Uhr schon wieder präsent sind? Ihre Selbstdisziplin zwingt Sie dazu, Erschöpfung zu überwinden, mögliche Symptome wie Herzrasen, Kopfschmerzen, zunehmende Konzentrationsschwäche zu ignorieren? Bloß keine Schwäche zeigen, stark sein ist Ihr Lebens- und Arbeitsmotto (▸ Abschn. 3.4.5)?

Die Arbeitsforschung spricht von Präsentismus, wenn Arbeitnehmer trotz Erkrankung weiterarbeiten. Ein Verhalten, das bereits an sich eine Form psychomentaler Erkrankung darstellt. Auch die innere Kündigung oder das Herunterstufen des Leistungsniveaus bei gleichzeitiger Präsenz am Arbeitsplatz sind Aspekte des Präsentismus. Stets präsente Ärzte laufen

Gefahr, Diagnosen nicht mehr mit der gebotenen Sorgfalt zu treffen, das Risiko für ärztliche Kunstfehler steigt – und beim Leitenden Arzt selbst führt eine dauerhafte Überbeanspruchung unter Missachtung der lebenserforderlichen Regeneration zu chronischen Erkrankungen psychophysischer Natur. Nicht zuletzt sind Sie mit einer verminderten Leistungsqualität auch für Ihre Klinik betriebswirtschaftlich gesehen ein Belastungsfaktor, wie unsere Graphik »Belastungen« zeigt (◼ Abb. 3.1): Die Studie der internationalen Strategieberatung Booz & Company, die wir in ▸ Abschn. 2.5.2 vorgestellt haben, weist nach, dass der Schaden, der Unternehmen durch erkrankte Mitarbeiter entsteht, zu zwei Dritteln durch Präsentismus und nur zu einem Drittel durch den Absentismus, das tatsächliche Fernbleiben vom Arbeitsplatz, verursacht wird.

3.3.2 Frosch im Kochtopf – Wie Ihr Empfinden für den Siedepunkt verloren geht

Aus dem Klinikalltag: Zunehmende Vergesslichkeit

Pünktlich um 7 Uhr passiert Chefarzt Prof. Dr. Rolf Peters das Klinikfoyer. In seinem Arbeitszimmer angekommen, sichtet er kurz die vorbereiteten Unterlagen der Ambulanzpatienten, die er direkt nach der Visite sehen wird. Als er das nächste Mal einen kurzen Blick auf die Wanduhr wirft, stellt er erschrocken fest, dass die Morgenvisite bereits vor 20 Minuten begonnen hat. Er, der solchen Wert auf Pünktlichkeit bei seinen ärztlichen Mitarbeitern legt und ein gutes Vorbild sein möchte, kommt schon wieder zu spät. Und es ist nicht das erste Mal, dass ihm das passiert. Sein zunehmendes Unbehagen über seine jetzt häufiger auftretenden Erinnerungslücken schiebt er gleich wieder beiseite. Er muss sich eben noch stärker disziplinieren.

Der Frosch im Kochtopf ist eine Parabel für die unmerkliche Wandlung von punktuellem zu chronischem Stress mit allen gesundheitlichen Folgeerscheinungen. Würde man einen Frosch in einen Topf mit glühend heißem Wasser werfen, so würde er in höchster Panik und mit gesundem Instinkt sofort herausspringen. Setzt man den Frosch in einen Topf mit kaltem Wasser, welches man langsam erhitzt, so passt sich seine Körpertemperatur dem Wandel an, ohne dass ihm die wachsende Gefahr für Leib und Leben bewusst würde. Dieser Frosch kommt in dem kochenden Wasser um.

Bitte missverstehen Sie das Beispiel nicht als Vorlage für ein mögliches Experiment, um die Parabel zu evaluieren. Der Arbeitsalltag als Leitender Arzt dürfte Ihnen bereits ausreichend Evidenz bieten: »Ausgerechnet Ärzte vernachlässigen oft die eigene Gesundheit, ignorieren Belastungsgrenzen und die drohenden Folgen, wenn diese dauerhaft überschritten werden«,

sagt der Präsident des Verbandes Deutscher Betriebs- und Werksärzte, Dr. Wolfgang Panter (▶ Abschn. 2.8). Eine Untersuchung unter Hausärzten von 2009 (Deutsches Ärzteblatt, 2010, S. 411) zeigt, dass auf den Ebenen von Körper, Kognition und Emotion kaum Unterschiede zwischen den Werten hochgestresster Ärzte und depressiver Patienten sind. Dauerstress wirkt sich negativ auf die psychophysische Gesundheit aus.

Sind die hochgestressten Ärzte von heute die depressiven Patienten von morgen?

Stress per se ist ein wertfreies, ja ein positives Phänomen, das dem Menschen sein Überleben sicherte. Der Begriff Stress ist ursprünglich der Physik entlehnt und dient als Synonym für mechanische Spannung und die Widerstandskraft eines Materials. Für unsere Vorfahren war Stress Lebensretter in gefährlichen Situationen. In unserer modernen Leistungsgesellschaft büßt dieses Phänomen aber oft seine natürliche Funktion ein. Im Moment der Gefahr bewirken Adrenalin und Noradrenalin eine schnelle Mobilmachung aller Sinne. Über die Nebennierenrinde schüttet der Körper vorsorglich Corticosteroide aus, falls es zu Verletzungen im Kampf kommen sollte. Dies wiederum ist das Signal für eine kurzfristig positive Aktivierung des Immunsystems, um eine raschere Blutgerinnung möglich zu machen und körpereigene Opiate zur Betäubung des Schmerzes bereitzustellen: Eine perfekte Mobilmachung für die akute Notsituation.

Zentrale der Mobilmachung ist das menschliche Gehirn bzw. der Hippocampus als eine der empfindlichsten, essenziellen Hirnregionen, in der im gesamten Leben neue Nervenzellen nachwachsen. Der Hippocampus ist Kontrollorgan der Cortisol-Ausschüttung. Löst sich im modernen (Arbeits)alltag die bedrohliche Situation nicht auf, gerät das feinnervige Alarmsystem »außer Kontrolle« – und die autoaggressive Selbstzerstörung beginnt (▶ Abschn. 2.3): Der gesamte Regelkreis ist außer Kontrolle, die unheilvolle Spirale dreht sich.

» Bei Einbeziehung weiterer zerebraler Regelkreise und hier auch des dopaminergen und serotenergen Systems kommt es durch die erhöhte Cortisol-Ausschüttung zur Zerstörung von Neuronen und Verschaltungen sowie zu einem Rückgang der Dendriten, zu einer verminderten Neuroneogenese und zum Zelluntergang im Hippocampus und Hypothalamus. Beide sind dann nicht mehr fähig, die von ihnen selbst initiierte Cortisol-Ausschüttung zu dämpfen. Mayer (2007) «

Die durch die Cortisol-Ausschüttung alarmierte Immunabwehr kommt »nicht zur Ruhe« und wird geschwächt. Folgen sind Herzbeschwerden, Stoffwechselstörungen – und Vergesslichkeit, denn der Hippocampus als zerebrales »Zentrum« sozialen Verhaltens und kognitiver Prozesse schrumpft, wie unsere Abbildung »Regelkreis Stress« (◐ Abb. 3.2) zeigt. Es wachsen weniger neue Nervenzellen nach (verminderte Neuroneogenese) und damit nimmt auch die neuronale Plastizität ab. Der Mensch ist im Dauerstress: Spüren Sie, dass Sie für Aufgaben, die Sie vor Kurzem noch fast nebenbei erledigt haben, nun länger brauchen, dass die Aufgabenbewältigung mühsamer wird, dass Sie empfindlicher auf Störungen im Umfeld reagieren? Versuchen Sie die wachsenden Einschränkungen, die Sie wahrnehmen, durch ein noch höheres Arbeitsvolumen zu kompensieren? Spätestens jetzt wäre der Zeitpunkt gekommen, diese Warnsignale ernst zu nehmen!

3.4 Die Reise von außen nach innen – Eine notwendige Introspektive

Wir hoffen, dass Sie dieses Buch zur Hand nehmen, bevor Sie in die Spirale der chronischen Überforderung geraten sind. Sollten Sie bei sich bereits Dauerstress diagnostiziert haben, so kann dies aber auch eine lebensrettende Signalfunktion haben: »So kann es nicht weitergehen.«

In Japan hat man für »Tod durch Arbeitsüberlastung« bereits eine eigene Richtlinie im Gesundheitsministerium definiert.

Karoshi – Die Geißel der fleißigen Japaner

Tod durch Überarbeitung ist in Japan eine berufsbedingte Erkrankung – mit dem Anrecht auf Versicherungsschutz. Dazu gehören auch Todesfälle, die am Ende durch Schlaganfall oder Herzinfarkt geschehen. Wann sie als berufsbedingt anerkannt werden, regelt eine Richtlinie des japanischen Gesundheitsministeriums. Wenn schwere Job-bedingte Belastungen schädliche Veränderungen in Gefäßen verursachen oder beschleunigen können, zeigt sich typischerweise im Vorfeld die Zunahme von »Müdigkeit/Erschöpfung, verursacht durch überlange und häufige Arbeit und durch erhebliche psychosoziale Belastungen«. Bei der Überprüfung eines Todesfalles werden neben den physischen Belastungen auch Faktoren überprüft wie unregelmäßige Arbeitszeiten, psychomentaler Stress durch die Arbeit mit ähnlicher Belastungswahrnehmung durch Arbeitskollegen, lange Arbeitszeiten ohne Pause, hohe Arbeitsdichte und erhebliche und wiederholte Änderungen der Arbeitsinhalte und Erwartungen, insbesondere wenn wenig Unterstützung durch den Arbeitgeber erfolgt (in Auszügen entnommen aus: http://www.wirtschaftswetter.de/archiv5/karoshi.html).

Ihr berufliches Leben gleicht einem »Marathonlauf« mit immer wieder neuen Anforderungen, Sie aber setzen Energien ein, als würden Sie einen »Kurzsprint« starten? Für einen Marathon braucht es andere Ressourcen und Techniken als für ein 100-Meter-Rennen. Wenn Sie die Faktoren verifiziert haben, die Ihre dauerhafte »Kondition« ernsthaft gefährden (etwa Präsentismus) haben Sie einen wichtigen Schritt auf Ihrem Weg zur Gelassenheit getan. Jetzt untersuchen Sie Ihre höchstpersönlichen Motive und Verhaltensmuster. Diese bestimmen Ihre aktuelle Situation stärker als Sie sich dies vermutlich eingestehen wollen.

3.4.1 Lackmustest »Gratifikationskrise« – Was bedeutet Ihr Gehalt für Sie?

Merkwürdige Frage, denken Sie vermutlich, was soll mein Gehalt schon darstellen? Es ermöglicht mir einen bestimmten Lebensstandard, wenn

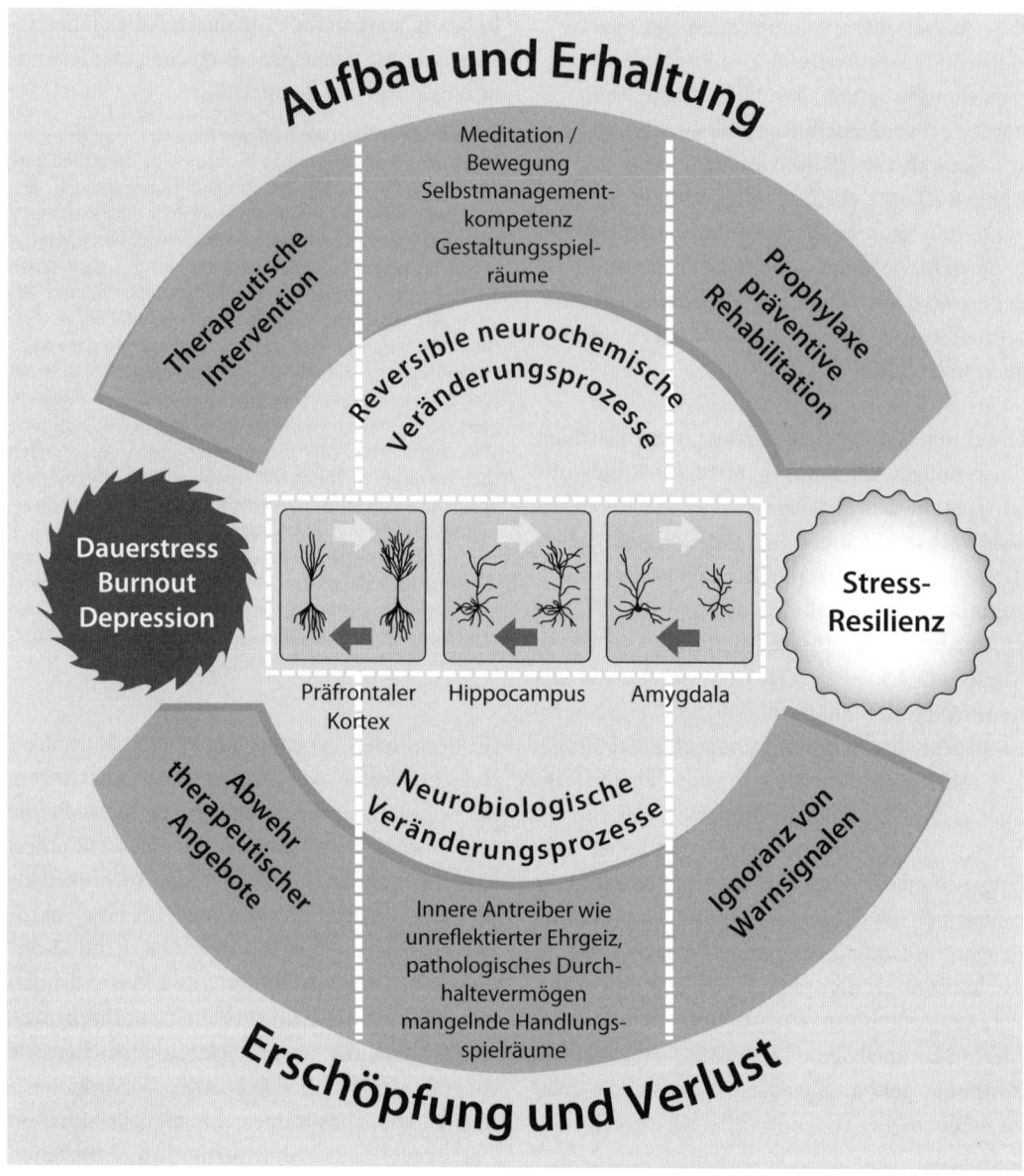

Aufbau und Erhaltung

Meditation /
Bewegung
Selbstmanagement-
kompetenz
Gestaltungsspiel-
räume

Therapeutische
Intervention

Prophylaxe
präventive
Rehabilitation

Reversible neurochemische
Veränderungsprozesse

Dauerstress
Burnout
Depression

Stress-
Resilienz

Präfrontaler
Kortex   Hippocampus   Amygdala

Abwehr
therapeutischer
Angebote

Neurobiologische
Veränderungsprozesse

Ignoranz von
Warnsignalen

Innere Antreiber wie
unreflektierter Ehrgeiz,
pathologisches Durch-
haltevermögen
mangelnde Handlungs-
spielräume

Erschöpfung und Verlust

◼ **Abb. 3.2**   Regelkreis Stress

ich tiefer darüber nachdenke, wird es vielleicht meiner Qualifikation nicht hinreichend gerecht? Ja, ich sollte doch demnächst wieder einmal die Klinikleitung ansprechen, schließlich habe ich in diesem Haus schon einiges vorangebracht und gerade die variablen Gehaltsbestandteile sind nicht uninteressant – aber sonst? In der Arbeits-

forschung gilt die Einstellung eines Leistungsträgers zu seinem Gehalt als direkter Gradmesser für seinen Arbeitsstil, seine Motivation und seinen Gesundheitszustand. Gehalt ist weit mehr als die Summe, die monatlich aufs Konto fließt.

  ▬ Gehalt kann ein Ausdruck von Freude an
    der Arbeit sein. Dies wird als die intrinsi-

sche Komponente bezeichnet. Sie freuen sich auf die Herausforderungen, die Sie jeden Tag in der Klinik meistern und Ihr Gehalt ist ein Teil Ihres Empfindens eigener Wirksamkeit: Sie beziehen dieses Gehalt, weil sie gute Arbeit leisten.

- Gehalt kann als ein Synonym für Gerechtigkeit empfunden werden. Dies wird als extrinsische Komponente bezeichnet. Ihr Gehalt ist in Ihren Augen der gerechte Ausgleich für die von Ihnen erbrachte Leistung und es symbolisiert für Sie die Wertschätzung, die man Ihrer Arbeit entgegenbringt. In diesem Verständnis richten Sie Ihr Engagement an der Höhe Ihres Gehaltes aus. Dies kann sich von Höchstleistungen über den gerade noch notwendigen Arbeitseinsatz bis zum Empfinden des Gehaltes als Trostpflaster erstrecken: »Freude bereiten mir die administrativen Aufgaben nicht, aber ich werde gut bezahlt«.

- Gehalt kann als Schmerzensgeld empfunden werden. Wir bezeichnen dies als redolorische Komponente. Dieses Warnzeichen sollten Sie nicht ignorieren. Wenn Sie in diesem Bewusstsein arbeiten, dass Sie nur noch wegen Ihres Gehaltes an diesem Arbeitsplatz ausharren, weist dies darauf hin, dass Sie zu viele Dinge tun, die Sie eigentlich nicht tun wollen. Ich liebe meinen Beruf als Arzt, aber ich hasse die Klinik. Sollten Sie bereits an diesem Punkt Ihrer Berufsunfreude angelangt sein, stehen die Alarmzeichen auf Rot, wie bei vielen Ihrer Kollegen, die über zu lange Zeit ihre eigene psychische und physische Gesundheit missachtet haben.

Zustände, mit denen Sie heute unzufrieden sind, an denen Sie vielleicht sogar verzweifeln, haben viel mit Ihrer Genese als Persönlichkeit zu tun. Es lohnt sich, sehr weit zurückzuschauen, um zu verstehen, warum Sie aktuell an diesem Punkt stehen. Wenn Sie sich selbst einer so sorgfältigen Anamnese unterziehen, wie Ihnen dies für Ihre

Patienten selbstverständlich ist, ist die Chance sehr hoch, dass Sie rechtzeitig erkennen, wo Ihre individuelle Grenze vor der Grenze liegt und welchen Rubikon Sie nicht überschreiten sollten.

3.4.2 Zurück zu den Wurzeln – Warum bin ich Arzt geworden?

Es gibt unterschiedliche Auslöser für den Berufswunsch Arzt. Das können Erwartungen im Elternhaus gewesen sein, die sehr gute Abiturnote, die gesellschaftliche Anerkennung, die Ihr Berufsstand genießt, das Motiv, Menschen helfen zu wollen, vielleicht auch der monetäre Aspekt. Die wissenschaftliche Arbeit, die Forschung mit möglicherweise bahnbrechenden Entdeckungen kann gerade in der Medizin ein wichtiger Beweggrund (gewesen) sein – denn in kaum einer anderen Wissenschaft stoßen neue Forschungsergebnisse auf ein so großes Interesse. Erkenntnisse auf dem Gebiet der Medizin berühren uns in unserer ureigenen Existenz. Hier zur »cutting edge« zu gehören, zur Avantgarde, die Grenzen überschreitet, sich abzeichnende Trends sofort aufgreift, mitgestaltet und damit an der Spitze der modischen Evolution steht, ist ein nicht zu unterschätzender Motivator.

Der Arzt Thomas Bergner, dessen Buch »Burnout bei Ärzten« (Bergner 2008) das Phänomen erstmalig in dieser Form aufgriff und in die Tiefe hinein untersuchte, kennzeichnet als mögliche Motive narzisstische Unersättlichkeit und Machthunger. Auslöser können narzisstische Kränkungen in der Kindheit sein, die der Erwachsene in einer Umkehrung der Rollen revidiert. Jetzt ist er derjenige, dem anderen folgen oder zu folgen haben. Dies kann sich in der Arzt-Patienten-Beziehung im Gewand der Einzigartigkeit darstellen: »Wenn Ihnen einer helfen kann, dann ich« oder auch in der aggressiven Form – gegenüber dem Patienten oder auch gegenüber ärztlichen Mitarbeitern: »Sie haben zu tun, was ich Ihnen sage« (▶ Abschn. 3.8).

Eines hebt den Beruf des Arztes heraus: In keiner anderen Profession ist die Hierarchie zwischen Helfendem und Hilfesuchenden so stark ausgeprägt wie in der Beziehung Arzt–Patient, in keiner anderen Profession kann das Wissen des einen über Leben oder Nichtleben des anderen entscheiden – ein Moment, das auch für den Arzt selbst zu einer großen inneren Belastung werden kann. Ein Klient beauftragt einen Rechtsanwalt, weil dieser über Spezialwissen verfügt. Von diesem Sprachgebrauch geschweige denn von diesem Verständnis ist der Patient gegenüber seinem Arzt weit entfernt. Ihre individuelle Spurensuche können wir Ihnen in diesem Buch natürlich nicht »abnehmen«, wir können Ihnen lediglich den Anstoß geben, vielleicht auch mit externer Hilfe etwa im Rahmen eines Coachings, Ihrer Psychogenese auf die Spur zu kommen.

3.4.3 Rollenerwartungen – Im Spinnennetz multipler Ansprüche

In der Klinik sind Sie Erwartungen ausgesetzt, die Sie nur bedingt direkt beeinflussen können. Was sind die Aspekte, die Ihnen den Klinikalltag so stressbeladen erscheinen lassen? Die Sie bisweilen gefährlich nahe an den Tatort Demotivation (▶ Abschn. 2.2) katapultieren?

- Patient und Angehörige kommen mit »gegoogletem« Wissen in die Klinik, der Umgang mit diesen Patienten erfordert zunehmend Zeit und Nerven in der ohnehin hohen Arbeitsdichte.
- Die hohen Erwartungen der niedergelassenen Kollegen können ein weiterer Stressfaktor sein und die Kassenärztlichen Vereinigungen als Vertreter der niedergelassenen Kollegen werden von Chefärzten nicht selten als Inquisitoren der Patientenströme wahrgenommen – und auf der Anklagebank sitzen Sie als Klinikarzt.
- Im Umgehen mit den Kostenträgern treffen oft zwei Welten aufeinander, Kostenträger denken in einer anderen Logik als Sie in Ihrem ärztlichen Ethos, die Ökonomisierung der Medizin bedeutet einen nicht unerheblichen Stressfaktor.
- Ein ebenfalls nicht unerheblicher Teil von Arbeitszeit und Energie wird in MDK-Anfragen gebunden. Auch hier treffen zwei Blickwinkel aufeinander, der MDK schaut auf die medizinischen Prozesse, Sie auf die medizinische Qualität.
- Wenn Sie an die Klinikleitung denken, fährt Ihnen da manchmal der Gedanke durch den Kopf »Warum bin ich nicht gleich Manager bei Daimler geworden?«: »Ein Chefarzt führt Mitarbeiter, organisiert Behandlungspfade, steuert in seinem Bereich das Budget, sorgt für die Auslastung, beteiligt sich an Strategieentwicklung und Umsatzkontrolle, pflegt den Kontakt zu Einweisern: Kurzum, er ist gefragt als Führungskraft und Manager« (Deutsches Ärzteblatt, 2006, A2124). Nicht zu vergessen: Sie sind ja auch noch Arzt! »Ein Krankenhaus braucht fachlich exzellente Mediziner, von deren Renomée der Ruf der Klinik abhängt, und der persönliche Kontakt des Chefarztes zu den Patienten trägt ebenfalls zum guten Ruf des Hauses bei« (ebd.).
- Kommen wir summa summarum zu Ihren Kollegen und zu Ihren Mitarbeitern: Die wenigsten Ärzte sind in ihrer beruflichen Sozialisation auf Teamdisziplin geeicht, Einzelkämpfertum ist das vorherrschende Verständnis. Die Interpretationen interdisziplinärer Zusammenarbeit sind so unterschiedlich, wie Sie es als Leitende Ärzte sind. Und das Entwickeln und Führen von Teams, das Management von Konflikten ist keine medizinische Disziplin, sondern erfordert überfachliche Qualifikationen (Hollmann 2012).

Was heißt das alles für Sie? Was macht das mit Ihnen? Es gibt Rahmenbedingungen, die können Sie als Einzelner nicht ändern, zumindest nicht in absehbarer Zeit. Natürlich gibt es immer wieder organisatorische Ausweichmöglichkeiten, um den stärksten Druck etwas abzufedern. Es ist aber nicht unsere Intention, ein Organisationsbuch zu schreiben, zumal die Gegebenheiten sich in jeder Klinik anders darstellen. Unser Blickwinkel richtet sich auf Ihre individuelle Haltung zu den Gegebenheiten: Je mächtiger der Druck von außen, desto wichtiger ist Ihre innere Stabilität (▶ Abschn. 4.3.3)!

3.4.4 Locus of control – Warum Ärzte Belastungen unterschiedlich empfinden

Haben Sie sich bisweilen gewundert, warum Ihr Kollege aus der anderen Abteilung die Situation in der Klinik entspannter als Sie selbst erlebt? Die Antwort kann in unterschiedlichen Erwartungshaltungen gegenüber Ihrem Umfeld begründet sein. Die jeweilige Kontrollüberzeugung bezieht sich auf das Ausmaß, in dem Sie als Leitender Arzt davon überzeugt sind, dass das Auftreten eines Ereignisses abhängig von Ihrem Verhalten ist (▶ Abschn. 2.2).

- Haben Sie das Empfinden, in Ihrem Arbeitsumfeld Klinik alles unter Kontrolle zu haben? »Wie bürokratisch die Abläufe im Hause sind, kann ich mitbestimmen«. In diesem Fall neigen Sie zu einer internalen Kontrollüberzeugung.
- Oder haben Sie das Empfinden, dass die Geschehnisse Sie unter Kontrolle haben? »Gegen die Übermacht der Bürokratie bin ich wehrlos.« In diesem Fall neigen Sie zu einer externalen Kontrollüberzeugung.
- Dem Terminus der Kontrollüberzeugung liegen Erkenntnisse aus der Lernforschung zugrunde: Erlebnisse und Erfahrungen (be-

havioristische Verstärkertheorie) verdichten sich zu Überzeugungen:

- Menschen mit einer hohen intrinsischen Motivation (◘ Abb. 3.3) erwerben neues Wissen vornehmlich aus Freude am Wissenserwerb selbst. Sie stellen im Verlauf des Geschehens fest, dass das Ausmaß dessen, was sie lernen, ihrer Entscheidung obliegt. Bei diesen Menschen verdichtet sich ihr Erleben zu einer internalen Kontrollüberzeugung: »Wenn ich etwas schaffen will, schaffe ich es auch.« Problematisch kann diese Haltung werden, wenn das Empfinden der eigenen Wirksamkeit unrealistisch wird und dieser Mensch sich selbst überschätzt, dies wird unter dem Begriff der Maladaptivität (▶ Abschn. 4.3.1) subsumiert. Eine nicht ganz ernst gemeinte Frage mit einem ernsten Kern: Sind Sie überzeugt, dass es Ihnen als Chefarzt gelingt, die kassenärztlichen Vereinigungen abzuschaffen?
- Menschen mit einer eher extrinsischen Motivation (◘ Abb. 3.3) lernen mit Aussicht auf Belohnung von außen. Im Verlauf des Geschehens sehen sie sich bestätigt: Sie haben durch Wissenserwerb einen bestimmten Titel erlangt oder sind befördert worden. Bei diesen Menschen verdichtet sich ihr Erleben zu einer externalen Kontrollüberzeugung: »Wenn ich das tue, was man von mir erwartet, tue ich das Richtige.« Problematisch kann diese Haltung werden, wenn die erwartete Belohnung nicht eintritt, es kann sogar zu einer sog. »erlernten Hilflosigkeit« kommen (▶ Abschn. 4.3.1)

Eine britische Langzeitstudie aus dem Jahr 2004 (McManus u. Keeling 2004) hat eine deutliche Linie vom Lernstil der Ärzte während des Studiums zu späteren Einstellungen gegenüber Beruf und beruflichem Umfeld nachgewiesen. Im Rahmen der Langzeitstudie kristallisierten sich drei Einstellungs- und Bewältigungsstile heraus,

3

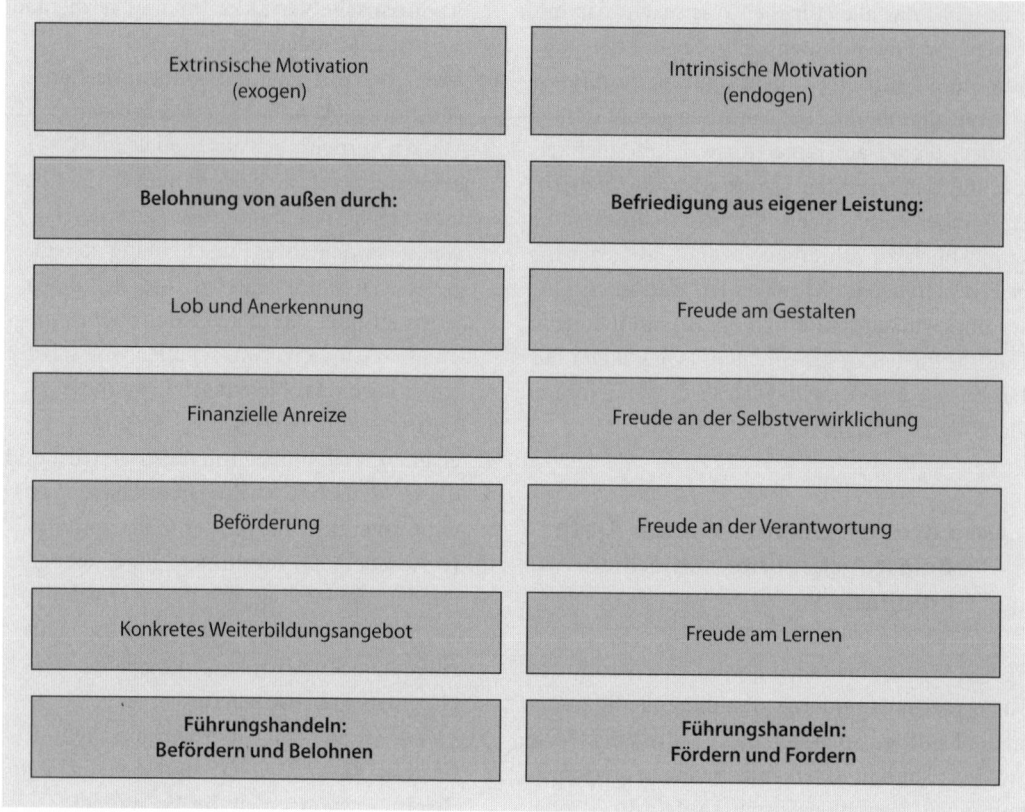

Extrinsische Motivation (exogen)	Intrinsische Motivation (endogen)
Belohnung von außen durch:	**Befriedigung aus eigener Leistung:**
Lob und Anerkennung	Freude am Gestalten
Finanzielle Anreize	Freude an der Selbstverwirklichung
Beförderung	Freude an der Verantwortung
Konkretes Weiterbildungsangebot	Freude am Lernen
Führungshandeln: **Befördern und Belohnen**	**Führungshandeln:** **Fördern und Fordern**

◘ **Abb. 3.3**   Motivation

die wir hier in einer Ableitung der Studienergebnisse in Typen und »typische« Situationen fassen. Die »Externalen« stellen sich in den zwei Ausprägungen des Rationalen und des Depressiven dar, den »Internalen« bezeichnen wir als Forscher und Gestalter, wie es unsere Abbildung »Locus of Control« anschaulich darstellt (◘ Abb. 3.4).

3.4.5 Ich-Bilder und Erwartungen – Der strengste Zensor bin ich selbst

Zuverlässig, kompetent, sympathisch, vertrauenswürdig: Seit einem Vierteljahrhundert ist das Idealbild des »Halbgottes in Weiß« konstant, wie eine Studie an der Universität Heidelberg zeigt (Schrauth et al. 2009). 696 Medizinstudenten wurden von den Studienleitern der Universitätskliniken Tübingen und Heidelberg zu ihrem Selbst- und Arzt-Bild befragt. Im Ergebnis hat die Erwartungshaltung an den eigenen Berufsstand sogar noch zugenommen. Feinfühligkeit ist hinzugekommen und die Fortschrittlichkeit gegenüber aktuellen Entwicklungen. Speziell angehende Ärztinnen stellen besonders hohe Erwartungen an sich selbst, männliche Probanden neigen dazu, ihr fachliches Können zu überschätzen.

Der »**Rationale**« (*surface-rational*) reagiert auf die Anforderungen des Artberufes wie etwa CME mit einem Achselzucken, »muss eben sein«, für unterstützende Elemente in seinem Arbeitsumfeld (*supportive-receptive*) ist er empfänglich. In seinem Studium hat der Rationale sich am erforderlichen Lernpensum orientiert und auf dieser Basis seinen »Stundenplan« weitgehend selbst organisiert.

Der »**Depressive**« (*surface-disorganised*) sieht sich vornehmlich als Opfer der Verhältnisse, Fort- und Weiterbildungen quittiert er mit einem gequälten »auch das noch!«, er leidet unter dem Gefühl dauerhafter Arbeitsüberlastung (*workload*). Er gehörte zu den Studenten, die regelmäßig ihren Professor oder den zuständigen Assistenten konsultierten, um sich beraten zu lassen.

E X T E R N A L

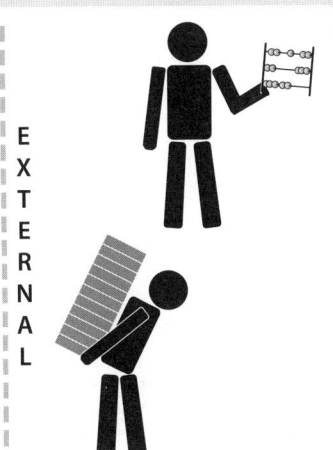

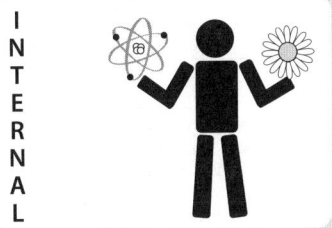

Der »**Forscher und Gestalter**« (*deep*) begreift seinen Beruf und sein Arbeitsumfeld (*Choice-Independence*) als Gestaltungs-spielraum zum Forschen, Wissen und Helfen. Bereits in seinem Studium setzte er sich Maßstäbe über das erforderliche Lernpensum hinaus (*problem-based learning*) und bevorzugte ein von äußeren Vorgaben unabhängiges Lernen.

I N T E R N A L

◘ **Abb. 3.4** Locus of Control

Innere Antreiber – Wirklich gute Berater?

Aus dem Klinikalltag: Der perfektionistische Chefarzt Silbermann

Unordnung im Wartezimmer konnte Chefarzt Rüdiger Silbermann noch nie ertragen. Obwohl er nicht müde wird, seine Mitarbeiter immer wieder darauf hinzuweisen, wie wichtig Ordnung ist, fliegen heute schon wieder die Zeitschriften herum, vor seinem Ordinationszimmer stehen Stühle herum und sogar eine Akte liegt aufgeklappt auf dem kleinen Beistelltisch. Das ist zu viel! Silbermann beginnt selbst aufzuräumen, soll ihm keiner vorwerfen, in seinem Bereich herrschten Zustände wie in Sodom und Gomorrha. Von niemandem – auch nicht von sich selbst – möchte er sich sagen lassen, bei ihm laufe nicht alles in höchster Perfektion, ohne Fehl und

Tadel ab! Lieber übernimmt er auch Aufgaben, die nun wahrlich nicht die seinen sind, bis er guten Gewissens sagen kann: Ich habe mein Bestes gegeben.

Innere Antreiber nennt der amerikanische Psychologe Taibi Kahler (Burisch 2010) die Stimmen in uns selbst, die starken Einfluss auf unsere Kommunikation mit unserem Umfeld ausüben und im Regelfall im Kindesalter »festgeklopft« wurden. Fünf Antreiber gelten in der Psychologie heute als erwiesen für die inneren Steuerungsmuster, die unser Denken, Fühlen und Verhalten beeinflussen:

- »Sei perfekt«,
- »Streng Dich an«,
- »Beeil Dich«,
- »Sei stark«,
- »Mach' es allen Recht«.

Der Antreiber	Positiver Gehalt	Innerer Glaubenssatz	Innerer Marschbefehl	Innere Drohung	Gegengift
Sei perfekt!	Sinn für Vollkommenheit. Etwas richtig gut können	Fehlerfreiheit ist der beste Schutz vor Kritik	Mach' bloß keine Fehler, sei nie zufrieden, vor allem nicht mit Dir selbst	Wer nicht perfekt ist, bekommt keine Anerkennung	Fehler sind Chancen für Neues
Streng' Dich an!	Konzentration auf eine Sache, voller Energie sein	Größte Anstrengung sichert den Erfolg	Gib' Deine ganze Kraft, mach' es Dir nie zu leicht	Wer sich nicht verausgabt, hat keinen Erfolg	Ich arbeite intelligent und schone meine Ressourcen
Sei stark!	Durchhalte-vermögen kraftvoll sein	Ich trage die Dinge mit mir selbst aus	Beiß' die Zähne zusammen, zeige keine Gefühle Bewahre Haltung!	Wer Schwäche zeigt, geht unter	Das Weiche besiegt das Harte (Laotse)
Beeil Dich!	Hohe Aktivität, Schnelligkeit	Nichts Wichtiges geschieht ohne mich, ich bin schon da	Sei immer auf Trab! Auch wenn die Sache gar nicht eilt.	Wer nicht schnell ist, verpasst das Wesentliche	Im Warten findet sich die Lösung selbst
Mach' es allen recht!	Sensibilität für Andere, sich selbst außen vor assen können	Wenn ich es den Anderen recht mache, bekomme ich Zuwendung	Sei immer liebenswürdig, immer gefällig, nimm' Dich selbst nicht so wichtig!	Wer nicht allen gefällig ist, wird verstoßen	Einer, den alle mögen, kann nur ein Dummkopf sein

■ Abb. 3.5   Innere Antreiber

Die inneren Antreiber haben auch ihre guten Seiten, wie unsere Matrix im Überblick zeigt (■ Abb. 3.5). Überwiegt die Negativkomponente, die innere Drohung, hat der Hamburger Burnout-Forscher Burisch (Burisch 2010) einen handhabbaren Tipp: »Ich empfehle, das jeweilige ‚Gegengift' groß auf Papier zu schreiben und an die Wand oder an die Innenseite der Eingangstür zu heften«.

Lebensmotive – Warum sind Sie Chefarzt geworden?

Was antworten Sie, wenn man Sie fragt, warum Sie Chefarzt geworden sind? Viele unserer Entscheidungen, ob bewusst oder unbewusst gefällt, folgen einem bestimmten Lebensmotiv. Dieses zu kennen, ermöglicht es Ihnen, sich in eine Richtung zu entwickeln, die Ihnen adäquat ist. Manche Menschen leben an Ihren Lebens-

motiven vorbei, sie sind vom inneren Impetus her vielleicht Teamplayer, haben aber Karriere als Einzelkämpfer gemacht. Obwohl erfolgreich, drängt immer ein Empfinden des Nicht-Zu-frieden-Seins hoch. Steven Reiss, Professor für Psychologie und Psychiatrie an der State University Ohio, hat im Rahmen einer globalen empirischen Untersuchung das menschliche Verhalten auf 16 relevante Lebensmotive zurückgeführt (■ Abb. 3.6). Die Grundmotive von Reiss enthalten keine Wertung, keine Hierarchie und stellen sich jeweils in zwei gegensätzlichen Ausprägungen dar. Bei den meisten Menschen sind die Gewichtungen über lange Zeit stabil. Reiss definiert diese 16 Grundmotive als »Endzweck« des Handelns und als sinnstiftend für die Lebensgestaltung. Sämtliche Motive gehören zu den intrinsischen Motivatoren, die dafür verantwortlich sind, was wir gerne und mit Energie tun aber auch was wir bewusst unterlassen.

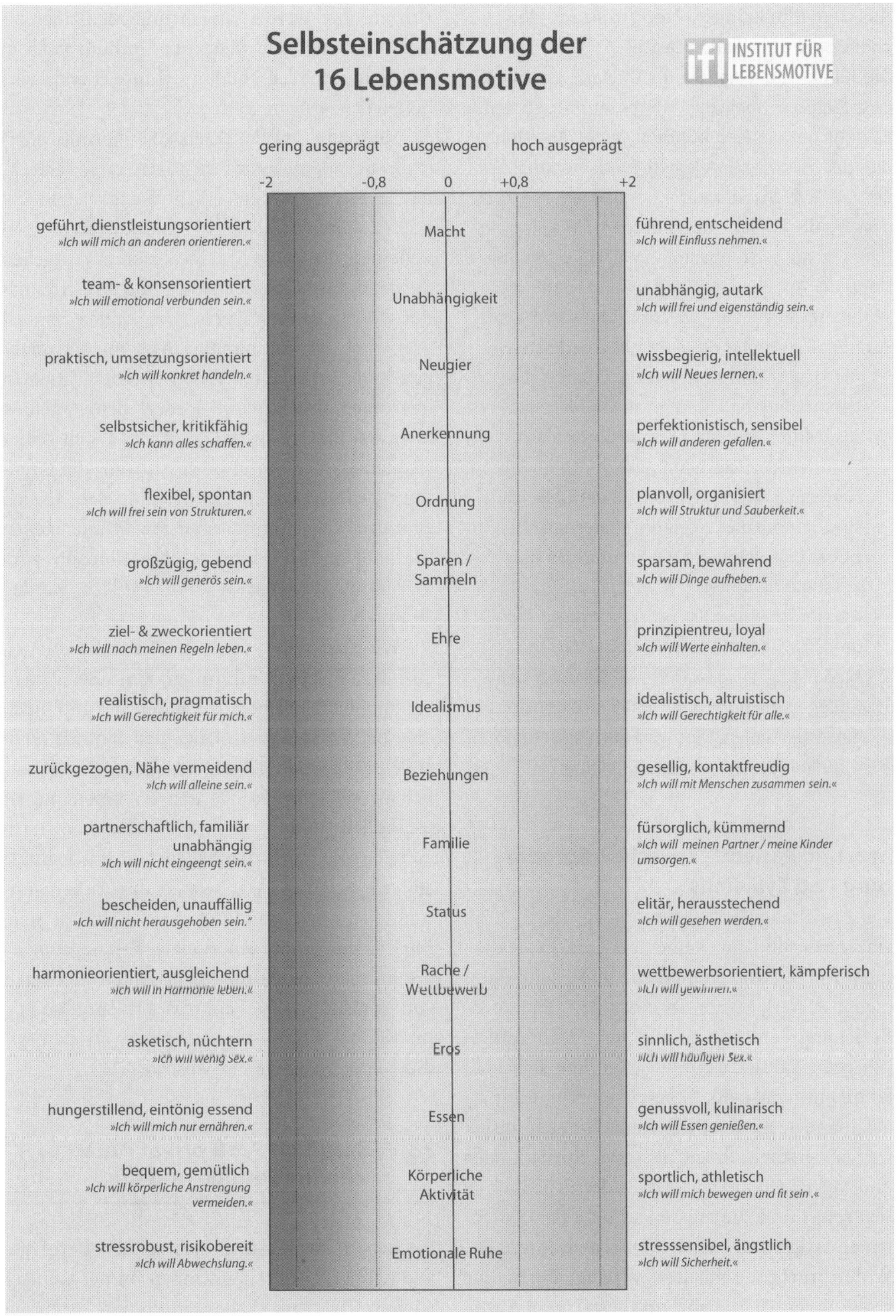

Selbsteinschätzung der 16 Lebensmotive

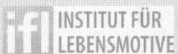

gering ausgeprägt   ausgewogen   hoch ausgeprägt

-2   -0,8   0   +0,8   +2

gering ausgeprägt	Motiv	hoch ausgeprägt
geführt, dienstleistungsorientiert »Ich will mich an anderen orientieren.«	Macht	**führend, entscheidend** »Ich will Einfluss nehmen.«
team- & konsensorientiert »Ich will emotional verbunden sein.«	Unabhängigkeit	**unabhängig, autark** »Ich will frei und eigenständig sein.«
praktisch, umsetzungsorientiert »Ich will konkret handeln.«	Neugier	**wissbegierig, intellektuell** »Ich will Neues lernen.«
selbstsicher, kritikfähig »Ich kann alles schaffen.«	Anerkennung	**perfektionistisch, sensibel** »Ich will anderen gefallen.«
flexibel, spontan »Ich will frei sein von Strukturen.«	Ordnung	**planvoll, organisiert** »Ich will Struktur und Sauberkeit.«
großzügig, gebend »Ich will generös sein.«	Sparen / Sammeln	**sparsam, bewahrend** »Ich will Dinge aufheben.«
ziel- & zweckorientiert »Ich will nach meinen Regeln leben.«	Ehre	**prinzipientreu, loyal** »Ich will Werte einhalten.«
realistisch, pragmatisch »Ich will Gerechtigkeit für mich.«	Idealismus	**idealistisch, altruistisch** »Ich will Gerechtigkeit für alle.«
zurückgezogen, Nähe vermeidend »Ich will alleine sein.«	Beziehungen	**gesellig, kontaktfreudig** »Ich will mit Menschen zusammen sein.«
partnerschaftlich, familiär unabhängig »Ich will nicht eingeengt sein.«	Familie	**fürsorglich, kümmernd** »Ich will meinen Partner / meine Kinder umsorgen.«
bescheiden, unauffällig »Ich will nicht herausgehoben sein.«	Status	**elitär, herausstechend** »Ich will gesehen werden.«
harmonieorientiert, ausgleichend »Ich will in Harmonie leben.«	Rache / Wettbewerb	**wettbewerbsorientiert, kämpferisch** »Ich will gewinnen.«
asketisch, nüchtern »Ich will wenig Sex.«	Eros	**sinnlich, ästhetisch** »Ich will häufigen Sex.«
hungerstillend, eintönig essend »Ich will mich nur ernähren.«	Essen	**genussvoll, kulinarisch** »Ich will Essen genießen.«
bequem, gemütlich »Ich will körperliche Anstrengung vermeiden.«	Körperliche Aktivität	**sportlich, athletisch** »Ich will mich bewegen und fit sein.«
stressrobust, risikobereit »Ich will Abwechslung.«	Emotionale Ruhe	**stresssensibel, ängstlich** »Ich will Sicherheit.«

◻ **Abb. 3.6**   Lebensmotive nach Reiss. (Mit freundlicher Genehmigung des Instituts für Lebensmotive)

Aus dem Klinikalltag – Neugründung der chest pain unit (Fallvariante)

Die Klinikleitung hat Sie als Chefarzt zu einem Gespräch mit höchster Prioritätsstufe gebeten. Es geht um die Neugründung einer Abteilung, die der Klinik ein Alleinstellungsmerkmal im Einzugsbereich verschaffen soll. Man möchte, dass Sie die Aufgabe übernehmen. Sie sollen ein Konzept für Leistungsumfang und Personalbestand der Abteilung entwickeln und später diese Abteilung leiten. Aus welchen Motiven heraus könnten Sie sich für diese Aufgabe begeistern?

- Als Idealist sehen Sie hier die Chance, die Versorgung für Patienten zu verbessern.
- Als Mensch, der Macht und Führung will, ist Ihnen klar: Diese Aufgabe erfordert Führungsqualitäten, wenn Sie hier erfolgreich sind, könnte dies zu einem späteren Zeitpunkt beispielsweise die Berufung in den Vorstand bedeuten.
- Als statusbewusster Chefarzt ist diese Aufgabe für Sie mit Anerkennung verknüpft. Man hat Sie ausgewählt, weil Sie unter den Kollegen die höchsten Qualifikationen aufzuweisen haben. Dies wird auch außerhalb Ihrer Klinik nicht unbemerkt bleiben.

Arzt und Patient – Zwischen Aufopferung und Zynismus

Die Beziehung Arzt–Patient ist in dieser Form einzigartig und mit keiner anderen Profession im Verhältnis von Kompetenz und Fachunkundigem zu vergleichen. In einer Arzt-Patienten-Beziehung »entsteht immer ein Machtgefälle« (Bergner 2008). Zwei Menschen, die sich vollkommen fremd sind, treffen in einer »Intimität« aufeinander, die dem Patienten ein sich ausliefern abverlangt, Ihnen als Arzt Einstellungen und Verhalten, die teilweise widersprüchlich in sich selbst sind: Sie müssen sich auf den Patienten einlassen und zugleich Distanz wahren. Die Widersprüche auszuhalten, verlangt Ihnen eine große innere Stärke ab. Auf diese Herausforde-

rungen aber werden angehende Mediziner bis zum heutigen Tage weder im Studium noch in der späteren Weiterbildung (hinreichend) vorbereitet (▶ Abschn. 3.7).

Sie treffen auf Patienten, die überinformiert sind, auf Patienten, die Ihnen als Arzt ein schlechtes Gewissen einjagen (»Wenn Sie mir jetzt nicht mehr zuhören, sind Sie ein schlechter Arzt«), auf Patienten, die Sie als Arzt idealisieren. Wie gehen Sie damit um? Der Buchautor und Arzt Thomas Bergner hat zwei »Typen« von Ärzten herausgearbeitet: Der unmündige Arzt meidet unangenehme Botschaften, lässt sich vom Patienten instrumentalisieren und fordert den Patienten nicht heraus. Der mündige Arzt ist sich seiner eigenen Vulnerabilität bewusst, weiß die Grenzen zu wahren und im richtigen Moment »Nein« zu sagen. Er weiß mit seiner Macht umzugehen (Bergner 2008). Mündige Einstellungen zum Verhältnis Arzt–Patient können erlernt werden (▶ Abschn. 4.3.3).

Wie aber sieht es mit den Grenzsituationen aus? Was macht es mit Ihnen, wenn der Patient Sie anpöbelt? Wenn der Patient, der nur noch eine begrenzte Lebensdauer hat, Sie mit nicht enden wollenden Klagen an seinem Bett festhalten will? Müssen Sie den Patienten immer freundlich und empathisch behandeln (sich aufopfern) oder dürfen Sie auch eigene Gefühle äußern? Für den Arzt scheint das Äußern unfreundlicher Empfindungen ein Tabu zu sein. Ein Zeichen großer emotionaler Erschöpfung ist die Entmenschlichung des Patienten in Gestalt von Zynismus: »die Pankreas auf Zimmer 11«. Im Kapitel Emotionsregulierung vertiefen wir diese Fragestellungen (▶ Abschn. 4.3.2).

3.5 Beruflich Profi privat Amateur – Meine Familie und ich

Sie haben Ihr gesamtes Leben dem Beruf gewidmet? Privates scheint Ihnen immer weniger wichtig für Ihre Lebenserfüllung? Natürlich kann man sich entscheiden, beruflich »Profi« und privat Amateur zu bleiben, was bedeuten kann, keine Ehe oder Lebenspartnerschaft einzugehen, viele Ehen oder ständig wechselnde Partnerschaften zu haben, nur mäßig befriedigende Beziehungen zu führen oder Beziehungen als vorrangig störend bei der wichtigeren Verfolgung der eigenen beruflichen Laufbahn zu empfinden. Da menschliche Werte sehr individuell sind, ist gegen einen solchen Lebensentwurf nichts einzuwenden, solange dies ein bewusst gewählter Weg ist. Der vermeintlich freie Wille hat allerdings bei vielen Leitenden Ärzten einen eher kompensatorischen Charakter, sie versuchen, den Nichterfolg in privaten Belangen und die dortigen Defizite mit beruflichem Einsatz zu »überspielen«. Das mag eine Zeit lang gut gehen, kritisch wird es dann, wenn Probleme auftreten, wenn der berufliche Erfolg ausbleibt und wenn es kein Auffangen auf der privaten Seite gibt.

Aus dem Klinikalltag: Das wortlose Ehepaar
Der Leitende Oberarzt Dr. Stefan Brandner schaut auf die Uhr: Es ist schon wieder kurz nach 19 Uhr und er spürt auch die Erschöpfung eines langen Arbeitstages. Seit 6.30 Uhr ist er bereits in der Klinik, als er das Haus verließ, hatte seine Frau nur einmal geblinzelt und gemurmelt: Du richtest Dich mit Deinem Ehrgeiz noch zugrunde. In seinem tiefen Inneren weiß er, dass mehr als ein Körnchen Wahrheit in dieser Bemerkung verborgen ist. Zugleich aber ist es sein höchstes Ziel, diese Habilitationsschrift erfolgreich abzuschließen, da er auf die Berufung an eine sehr renommierte Universitätsklinik hofft. Hier wurde vor kürzlich eine C3 Professur ausgeschrieben und er hat bereits Kontakte spielen lassen. Seine Frau, denkt er, versteht das nicht, sie hat ihre Stelle als Stationsärztin aufgegeben, als die Kinder kamen, und die Eheleute haben sich immer stärker voneinander entfernt. Eigentlich weiß er gar nicht mehr, welche Interessen seine Frau pflegt. Gerade will er sein Büro in der Klinik

verlassen, da erreicht ihn noch ein Anruf. Über interne Kanäle ist die C3-Professur bereits vergeben, teilt ihm sein Informant mit. Für Brandner bricht eine Welt zusammen, plötzlich wird ihm bewusst, wie er sich jetzt das Zuhören und das Mitdenken seiner Frau wünscht. Wird es das für ihn zu Hause noch geben?

3.6 Conclusio – Nehmen Sie sich selbst ernst!

Betrachten Sie Ihr Umgehen mit sich selbst einmal aus dem entgegengesetzten Blickwinkel: Würden Sie Ihrem besten Freund raten, mit sich selbst so umzugehen, wie Sie es mit sich tun? Sind Sie ein Chefarzt, der unter dem Zwang lebt, immer präsent zu sein? Wie würden Sie ein solches Verhalten bei einem Patienten beurteilen? Sie sind Chef in Ihrer Abteilung, sind Sie auch Chef in Ihrem eigenen »Haus«, haben Sie Zugang zu den eigenen Ressourcen und Potenzialen? Wenn Sie neugierig geworden sind, folgen Sie uns in ▶ Kap. 4!

3.7 Das Interview aus der Schweiz: »Tendenz zur Verausgabung«

Prof. Dr. med. Barbara Buddeberg-Fischer (FMH Schweiz) im Gespräch mit Jens Hollmann

♦ Sie haben eine Kohortenstudie mit 370 Assistenzärzten geleitet zum Ungleichgewicht von Anstrengung und Anerkennung (Effort-Reward-Imbalance, ERI) in Spitälern, was war der Anlass zu dieser Studie?

→ Das Ziel der Longitudinal-Studie galt der Untersuchung von Karriereverläufen, auf Basis der Determinanten Geschlechtsspezifika und institutionelle Bedingungen. Die Kohorten-Studie hat mit dem Examen der Studienteilnehmenden 2001 begonnen, mit insgesamt 6 Befragungen bis

2010. Bei jeder dieser Erhebungen sind spezifische karriererelevante Faktoren vertieft worden. Sobald die Studienteilnehmenden in der Weiterbildung waren, wurden die Stressfaktoren ERI und Overcommitment (OVC) überprüft. Diese zwei Faktoren haben deutlich Auswirkungen auf den Karriereverlauf und das Stresserleben.

♦ Sie eruieren im Rahmen der Studie einen wachsenden Grad an Arbeitsstress, gab es Koordinaten, die besonders schwer wogen?

➜ Ein großer Stressfaktor ist institutioneller Natur. Die jungen Ärzte kommen hochmotiviert in die Weiterbildung, sie brauchen jetzt eine gute Anleitung, Karriereförderung und Anerkennung. Die Strukturen für die Weiterbildung aber sind mangelhaft, das ist in Deutschland sehr ähnlich, Curricula wie in den USA sind nicht festgeschrieben. Auch dass es keine Weiterbildungsverträge gibt, wirkt sich karrierehemmend und stressauslösend aus. Die mangelnde Anerkennung kommt als großer Stressfaktor hinzu.

♦ Fast eine Art Gratifikationskrise? Wobei hier auch die nicht monetären Aspekte eine Rolle spielen.

➜ Sie haben Recht, auch die nicht monetären Aspekte sind relevant. Zumal die Gehälter der Assistenzärzte tarifgebunden sind. Wenn es schon am monetären Anreiz fehlt, ist die Anerkennung umso wichtiger.

♦ Im Buch geht es um die Leitenden Ärzte, können Sie zu dieser Gruppierung eine Aussage treffen?

➜ Das ist nicht möglich, das können Sie schon aus dem Design der Studie ableiten. Im Verlauf dieser Langzeitstudie ist von 100 Ärztinnen und Ärzten vielleicht eine bzw. einer in eine leitende Funktion gekommen. Es sind aber aktuell bereits verschiedene Gruppierungen damit befasst, die

Weiterbildungscurricula besser zu strukturieren, weil hier eben auch ein Risikofaktor für das Stresserleben enthalten ist.

♦ Sie haben zwei Verlaufstypen festgestellt, die Gruppe mit der hohen intrinsischen Motivation wies ein höheres Stresslevel auf, schädigen diese Ärzte sich selbst?

➜ Für einen guten Karriereverlauf gehört eine hohe intrinsische Motivation sicher dazu. Fehlt dann die Anerkennung, konnten wir eine Tendenz zu Verausgabung (OVC) erkennen. Besonders Ärztinnen setzen ihr Leistungslevel immer noch höher, um Anerkennung zu bekommen.

» Speziell bei Ärztinnen ist Overcommitmet ein hoher Risikofaktor für Stress. «

♦ Frauen tragen dann im Regelfall auch noch die Verantwortung für Familie, dann die Verausgabung im Beruf – potenzieren sich da Faktoren?

➜ Frauen legen oft sehr hohe Maßstäbe an sich selbst an, sowohl im Management des Privatlebens als auch im beruflichen Kontext. Bei diesem doppelten OVC kann es zu einem Overflow kommen.

♦ Ist dies ein genderspezifisches Phänomen?

➜ Speziell bei den Frauen ist OVC ein hoher Risikofaktor für Stress, im ERI konnten wir keine geschlechtsspezifischen Unterschiede feststellen.

♦ Gibt es spezifische Stressoren in Spitälern?

➜ Der hohe Arbeitsanfall und die hohen Erwartungen der Patienten sind klinikspezifische Stressoren. Es kommen die hohe Erwartung der jungen Ärzte an sich selbst und die hohe emotionale Belastung hinzu. Die Studierenden werden bislang viel zu wenig auf die psychosozialen Komponenten des Arztberufes vorbereitet, auf

Kommunikation und Gesprächsführung. Hinzu kommen die Diskrepanz zwischen Verantwortung und Erfahrungsstand und der große administrative Aufwand und die Bürokratisierung, die in Kliniken betrieben werden. Das sind hohe Stressfaktoren.

♦ Welche Empfehlungen leiten Sie aus Ihren Beobachtungen im Rahmen der Studie ab? Haben Sie im Bereich der Verhaltensprävention speziell Empfehlungen an die Ärzte selbst?

→ Wir haben hier eine veränderte Einstellung beobachtet. Die jungen Ärztinnen und Ärzte legen Wert auf eine Balance zwischen beruflichem Engagement und Privatleben, hier kommt es darauf an, wie Klinikleitungen mit diesen Erwartungen umgehen. Wenn das zu weit auseinandergeht, ist das ein Stressfaktor. Für die junge Ärztegeneration gilt das Motto »my job is my life« heute so nicht mehr. Karriere um jeden Preis ist nicht mehr Ziel der jungen Ärztinnen und Ärzte.

♦ Kommen hier Spitäler auf Sie zu, um zu erfahren, wie sie mit den Veränderungen umgehen sollen?

→ Ich habe parallel zur Studie in den vergangenen 10 Jahren erstmalig in der Schweiz ein Mentoring-Programm aufgebaut am Universitätsspital und der Medizinischen Fakultät der Universität Zürich. Es richtet sich sowohl an Medizinstudierende, an junge Ärztinnen und Ärzte in der Weiterbildung wie auch an akademische Nachwuchskräfte. Ein solches Mentoring hat eine wichtige Gegensteuerungsfunktion bei Stress. Das Mentoring-Angebot wird an die jeweilige Aus- bzw. Weiterbildungs- und Qualifikationsstufe der Mentees angepasst.

» Ärzte sind nur noch ein kleiner Mosaikstein im Räderwerk der Klinikbürokratie. «

♦ Bieten Sie Schulungen für Kaderärzte an, um ein guter Mentor zu sein?

→ Das Mentoring funktioniert auf dem Prinzip der Wechselseitigkeit. Da ich dieses Programm erstmalig in der Schweiz aufgebaut habe, habe ich viele Co-Mentoren gehabt, die als eigenständige Mentoren weitergemacht haben. Auch diejenigen, die mentoriert worden sind, werden weiter Mentoren sein. Es ist ein Learning-by-doing-Prozess. Die Multiplikatoren für dieses Programm »erwachsen« aus dem Programm selbst.

♦ Eine prospektive Einschätzung Ihrerseits: Wird sich das Problem Burnout bei Spitalsärzten noch verschärfen, z. B. durch den demographischen Wandel bedingt, oder sehen Sie hier bereits eine Kehrtwende?

→ Eine Kehrtwende sehe ich eher nicht. Der Stress wird sich eher verschärfen durch die Einführung der DRG, die Liegezeiten werden kürzer, das Controlling weiter ausgebaut, Ärzte sind nur noch ein kleiner Mosaikstein im Räderwerk der Klinikbürokratie. Grundsätzlich lässt sich sagen: Je mehr Eigenverantwortung der Arzt hat, desto weniger stressbeladen wird der hohe Arbeitsaufwand empfunden.

♦ Hier spielt der Gedanke der Kohärenz eine Rolle, im Sinne von Antonovsky: Wenn das Äußere mehr wird, muss das Innere stabiler werden.

→ Das ist richtig, genau hier liegt das Problem. Die Ärzte haben immer weniger Eigenverantwortung bei einem wachsenden Maß an Bürokratisierungsmedizin. Ich möchte noch einen weiteren Punkt ansprechen: Kliniken müssen sich künftig mehr Gedanken über lebensphasenorientierte Arbeitsmodelle machen. Es ergreifen immer mehr Frauen den Beruf des Arztes, hier ist die Balance zwischen Familie und Beruf wichtig, natürlich auch für Männer, die wollen sich auch in ihrer Familie engagieren. Auch die wachsende Anzahl pflegebedürftiger Angehöriger und die Auswirkungen auf die familiäre Situation müssen in die Personalstrategien von Kliniken einbezogen werden.

3.8   Das Interview aus Österreich: »Wir können jetzt von einem evidenzbasierten Verlaufsmodell des Burnout sprechen«

Prof. Dr. med. Peter Hofmann (Medizinische Universität Graz) im Gespräch mit Jens Hollmann

♦ Herr Professor Hofmann, Sie haben im Auftrag der Österreichischen Ärztekammer eine Studie geleitet zu Burnout bei Spitalsärzten, was war der Anlass zu dieser Studie?

→ Dies ist die größte Studie, die zu diesem Thema bisher gemacht wurde. Es gab Hinweise, dass speziell die Gruppierung Spitalsärzte Aufmerksamkeit braucht, wir wollten dies überprüfen. Die Unterstützung der österreichischen Ärztekammer als Partner war sehr wichtig,

♦ Allein schon die Datenmenge im Rahmen der Studie ist ein Alleinstellungsmerkmal.

→ Natürlich gibt es wie immer offene Fragen am Schluss, aber wir haben hoch differenzierte, spezielle Rückmeldungen aus dem Lebensalltag der Klinikärzte bekommen. Wir können jetzt auch auf Basis der Daten Aussagen darüber treffen, wie hoch Burnout mit Depression korreliert: sehr hoch.

♦ An Ihrer Studie (November 2010 bis Februar 2011) haben 6249 Ärzte teilgenommen, knapp 54% befinden sich laut Studie in unterschiedlichen Phasen des Burnout. Sie eruieren drei Phasen des Burnout, würden Sie uns diese Phasen kurz erläutern? Bisher sind Verlaufsmodelle ja wenig evidenzbasiert.

→ Wir haben jetzt drei Phasen rechnerisch und statistisch erfasst. Wir können hier von einem evidenzbasierten Verlaufsmodell sprechen.

In der ersten Phase, die wir als »tägliches« Burnout bezeichnen, mehren sich die Anzeichen emotionaler Erschöpfung, es gibt eine gewisse Unfähigkeit, sich zu regenerieren, dies kann sich beispielsweise im inneren Druck äußern, schnell noch vor Weihnachten bestimmte Arbeiten zu erledigen. In dieser Phase dominiert das Empfinden, ich komme nicht zur Ruhe. Hier reicht als Intervention noch ein Entspannungswochenende, es ist noch nicht die Phase der Krankheit, der Erschöpfung und der absoluten Entspannungsunfähigkeit.

In der Phase zwei beginnt der Krankheitswert, dies bedeutet Abstumpfung gegenüber den Erwartungen und Empfindungen anderer – auch gegenüber privaten Beziehungen. Die Phase ist gekennzeichnet durch Hilflosigkeit, körperliche Beschwerden und durch das Empfinden, keine Kontrolle mehr über das eigene Leben zu haben.

Phase drei ist die Endstrecke, hier kommt es zur Depression, zur vollkommenen Erschöpfung. Wir haben im Rahmen der Studie Erhebungsinstrumente wie das Hamburger Burnout-Inventar nach Burisch und den Depressionsindex verwandt. Die 54% beziehen sich auf alle drei Phasen. Man kann es in die Formel gießen: 5 von 10 Ärzten sind unbelastet, 2 von 10 Ärzten sind in Phase Eins, 3 von 10 Ärzten befinden sich in Phase zwei und drei. Prozentual ausgedrückt: 25% der Ärzte sind in Phase Eins, 18% in Phase zwei und 11% in Phase drei.

♦ Eine Erkenntnis aus der Studie ist die besondere Burnout-Gefährdung männlicher Spitalsärzte bis zum 47. Lebensjahr, warum ist die Gefährdung in diesem Lebensabschnitt besonders hoch?

→ Wir haben im Rahmen der Studie festgestellt, dass vom Burnout eher die jüngeren betroffen sind, etwa diejenigen, die sich im Turnus Facharztausbildung befinden. Die müssen besonders viele Basisarbeiten machen, sie sind zugeschüttet mit administrativen Aufgaben. Zugleich aber wollen sie in diesem Lebensalter auch privat Anker werfen, eine Familie gründen. Wie soll das funktionieren, wenn sie beispielsweise besonders belastet sind durch Nachtdienste?

» Krankenhäuser sind kein Hort für gesundheitsdienliches Arbeiten. «

♦ Haben Sie hier Unterschiede zwischen Männern und Frauen beobachtet?

➔ Obwohl wir etwas anderes erwartet haben, konnten wir keine nennenswerten Unterschiede finden. Frauen haben einen hohen Perfektionsanspruch, dies hat sich aber statistisch nicht wirklich abgebildet. Wir haben uns gefragt: Wie schaffen weibliche Klinikärzte das? Karriere, Wissenschaft, zuhause zwei kranke Kinder – dennoch: Es hat sich nicht in den Daten abgebildet. Es gibt auch Erkenntnisse, dass Frauen leichter Stress abbauen, also besser kompensieren, aber auch das kann man aus dieser Studie nicht ableiten.

♦ Steht die Beobachtung von Burnout bei Klinikärzten in einem größeren gesellschaftlichen Zusammenhang?

➔ Aus psychiatrischer Sicht ja. Eine aktuelle Erhebung in der EU von 2010 zeigt, dass 38,2% aller Einwohner im Laufe des Jahres eine psychische Erkrankung aufweisen. Das hat dramatisch zugenommen.

♦ Haben die psychischen Belastungen in Kliniken auch etwas mit der Unternehmens- und Führungskultur zu tun?

➔ Das kann man sagen. In Kliniken geht es teilweise noch vollkommen altertümlich zu, wo

Ausbildungszeiten als Initiationszeiten verstanden wurden. Das erleben Sie heute noch, dass mit leuchtenden Augen erzählt wird, wie der Professor den Arzt in Ausbildung nicht mit Blicken würdigte, Typ altes Schrot und Korn oder wie der Ausbilder den jungen Arzt unter dem OP-Tisch gegen das Schienbein trat – ja, eine Art Initiationsritus, vollkommen verrückt.

♦ Wie weit sind die Probleme bei Ärzten schwierigen Bedingungen in Spitälern geschuldet? Gibt es spezifische Stressoren in Spitälern?

➔ Der Druck von oberster Stelle, die Führung, das Betriebsklima, die Kollegen sind wesentliche Faktoren der Belastung. Das ist bei niedergelassenen Ärzten ein geringeres Problem, Krankenhäuser sind kein Hort für gesundheitsdienliches Arbeiten. Es fehlt besonders an einer Kultur der Anerkennung, der Wertschätzung, die wenigsten Ärzte leiden unter schlechter Medizin.

» Unser Anliegen muss es sein, den Arztberuf wieder attraktiv zu machen. «

♦ Haben Sie spezielle Empfehlungen an Spitäler? Etwa zu Führungsstrukturen und -kulturen?

➔ Ärzte haben oft ganz banal nicht gelernt, miteinander über das Fachgespräch hinaus zu kommunizieren. Leider gibt es in unserem System bisher wenige Mechanismen, wie Kliniken gutes Führungskräftetraining etablieren. Noch herrscht das Verständnis, wenn jemand ein guter Arzt ist, kann er auch Menschen führen. Das mündet nicht selten in eine Katastrophe, etwa wenn einfach hingenommen wird, dass der Chefarzt ein Despot ist. In Österreich gibt es in diesem Bereich »Führungskultur bei Leitenden Ärzten« fast gar nichts. Wenn jemand Leitender Arzt werden will, reicht im gegenwärtigen Verständnis ein über ein paar Wochenenden gehendes Führungsseminar. Das ist aber zu wenig. In der Industrie wird das ganz anders gehandhabt, dort zieht sich Führungskräftetraining wie ein roter Faden durch das gesamte Berufsleben, auch mit Einzelcoachings usw.

» Es ist wichtig, eine gewisse Gelassenheit im Umgang mit den Dingen zu wahren. «

♦ Es kann also sinnvoll sein, Errungenschaften aus anderen Branchen auf Kliniken zu übertragen?

➔ Das gilt nicht generell, es gibt Maßstäbe aus anderen Wirtschaftszweigen, die in Kliniken fehl am Platze sind. Menschheitsgeschichtlich erleben Mediziner immer eine Verdichtung des Leids, denken Sie nur an die Lazarette in Kriegszeiten. Das hat sich in dieser Hinsicht nicht geändert, aber heute ist der Schwerpunkt der Klinik nur noch auf schwerkranke, zumeist multimorbide Patienten ausgerichtet. Zugleich sind die Verweildauern verkürzt. Der Arzt erlebt nicht mehr die Gesundung eines Patienten, die Entlassung des Patienten geschieht lange vor dessen Genesung, der Arzt hat kein Erfolgserlebnis mehr. Mit Akkordmedizin machen wir den großen Fehler, Konzepte der Industrie wie Leistungseffizienz und kostenneutrales Wirtschaften 1:1 auf die Medizin umzulegen. Das geht aber nicht, wie wollen Sie in der Onkologie mit Kennzahlen arbeiten? 3,7 Mediziner auf eine Falldiagnose?

♦ Welche Empfehlungen leiten Sie aus Ihren Beobachtungen im Rahmen der Studie ab? Haben Sie speziell Empfehlungen an die Ärzte selbst? Wie viel wissen Ärzte überhaupt über ihre seelische Gesundheit?

➔ Denken Sie an die klassischen Praxisgründungsseminare. Was lernen Ärzte da? Sie lernen, wie die Praxis ökonomisch geführt wird. Wie sie selbst sich organisieren, wird nur ganz punktuell angesprochen, im Rahmen eines 3-Tages-Seminars werden vielleicht 2 Stunden für diesen Punkt anberaumt. In den Spitälern gibt es große Berührungsängste bei Professoren, sich mit dem Thema des menschlichen und kollegialen Miteinanders auseinanderzusetzen. Auf einmal werden Dinge wie Mitarbeiterführung angesprochen. Das ist für die meisten noch ein ganz fremdes Thema.

♦ In Deutschland gibt es bei den Ärztekammern zertifizierte Berater und Coaches für Leitende Ärzte, gibt es solche Angebote an Leitende Ärzte seitens der Österreichischen Ärztekammer?

➔ Nein, so etwas gibt es hier bislang nicht.

♦ Eine prospektive Einschätzung Ihrerseits: Wird sich das Problem Burnout bei Spitalsärzten noch verschärfen, z. B. durch den demographischen Wandel bedingt oder sehen Sie hier bereits eine Kehrtwende?

➔ Nein, ich sehe keine Kehrtwende, im Gegenteil. Aus meiner Sicht ist der Peak noch nicht erreicht. Es wird noch schlechter. Wir haben es geschafft, in den vergangenen 20 Jahren den Arztberuf so unattraktiv zu machen, dass teilweise ganze Landstriche ärzteentvölkert sind. Kliniken versuchen die fehlenden Kapazitäten dann mit Ärzten aus anderen Ländern wie etwa aus dem Osten aufzustocken, dann gibt es ein Kulturproblem. Unser Anliegen muss es sein, den Arztberuf wieder aufzuwerten, ihn wieder attraktiv zu machen. Wir haben ja nicht zu wenig Medizinstudenten, es verabschieden sich aber viele in die Industrie oder in die Pharmabranche. Nun, es ist wichtig, diese Dinge zu erkennen und gegenzusteuern – ich bin Optimist und das bedeutet für mich: Bei allen Schwierigkeiten eine gewisse Gelassenheit im Umgang mit den Dingen zu wahren.

Ressourcen zur Leistungsbalance – Wie wirksames Selbstmanagement gelingen kann

4

»Der Mensch ist in die Welt geworfen und sein Streben richtet sich darauf, die Gestaltungsmacht über das eigene Leben (wieder) zu gewinnen«. Der Satz des Philosophen Martin Heidegger (1889–1976) hat an Aktualität nichts eingebüßt. Sicher ist Ihnen der Gedanke nicht fremd, ob Sie in Ihrer Lebensgestaltung Ihre Potenziale wirklich vollumfänglich nutzen? Wie gehen Sie damit um, wenn die Dinge nicht so laufen, wie Sie sich das vorgestellt haben? Woran richten Sie Ihre Ziele aus? In diesem Reiseabschnitt unseres Buches geht es um Denk- und Handlungsweisen, mit denen Sie auch in schwierigen Situationen eine tiefe Gelassenheit wahren. In unserem Eingangsbeispiel begegnen Sie zwei Menschen, von denen einer auf einen Fundus an inneren Optionen zurückgreift, während der andere spürt, wie sein Leben in eine Umlaufbahn gerät, die eine zerstörerische Eigendynamik annimmt.

4.1 Fallbeispiel – Eine erfüllte Chefarzt-Vita

Fallbeispiel
Kurz vor 18 Uhr, gleich beginnt die Verabschiedungsfeier seines ehemaligen Vorgesetzten Prof. Dr. Gerhard Künzelmann. Der 65-Jährige war über lange Jahre Chefarzt an einem renommierten Lehrkrankenhaus und Herausgeber international anerkannter Publikationen, er galt als besonders begabter Drittmitteleinwerber und hatte eine Stiftung aus seinem Fachgebiet heraus gegründet, für die er namhafte Schirmherren gewonnen hatte. Der auf dem Weg befindliche Gast, PD Dr. Klaus Rittmeier, früher Oberarzt im Team Künzelmanns, hatte vor 3 Jahren in eine Chefarztposition in ein Haus der Regelversorgung in der benachbarten Stadt gewechselt.

Der heute 46-jährige Rittmeier spürt zunehmend, wie sehr er sich in seinem neuen Aufgabenfeld aufreibt. Wie fast immer ist er in großer Eile aufgebrochen, um rechtzeitig zum Empfang da zu sein. Etwas abgehetzt stürmt er in letzter Minute in die festlich geschmückte Aula. Sein ehemaliger Chef und Mentor steht im angeregten Gespräch mit einer Gruppe von Honoratioren aus Verwaltung und Lehrstuhl. Künzelmanns gesamte Haltung strahlt etwas Aufrechtes aus, er hat eine starke Präsenz im Raum. Als er Rittmeier erblickt, winkt er ihn gut gelaunt zu sich, stellt ihn den Anwesenden als einen früher sehr geschätzten Mitarbeiter vor. Künzelmann selbst sieht seine Verabschiedung und Emeritierung keinesfalls als Übergang in einen beschaulichen Ruhestand. »Dafür«, lächelt er, »habe ich noch zu viele Pläne«. Für seinen »Unruhestand« ist er von einem sehr angesehenen wissenschaftlichen Institut bereits auf eine Mentorenposition für vielversprechende junge Nachwuchswissenschaftler verpflichtet worden. Selbstverständlich wird er auch als Emeritus weiterhin der medizinischen Fachgesellschaft zur Verfügung stehen. Es ist deutlich zu spüren, wie gerne Künzelmann seinen Beruf ausgeübt hat und wie sehr er sich nun auf die kommenden Projekte freut.

Rittmeier indessen empfindet eine eigenartige Mischung aus Bewunderung für die bejahende Lebenshaltung seines früheren Chefs, für dessen ganz eigene Ausstrahlung aus Vitalität und einer in sich ruhenden Gelassenheit – und einen kleinen Anflug von Neid, dessen er sich sofort schämt: »Wie macht er das bloß?«, denkt er bei sich, »wenn ich nur daran, denke, dass ich noch 21 Jahre vor mir habe, möchte ich am liebsten noch heute alles hinwerfen. Ich kann gar nicht alles gleichzeitig schaffen, was man in der Klinik von mir verlangt, Privatleben gibt es für mich praktisch nicht mehr, selbst an den seltenen Abenden, an denen meine Frau und ich ein gemeinsames Abendessen hinkriegen, quälen mich schon die Gedanken an den nächsten Tag. Ob Künzelmann wohl jemals ein solches Tief erlebt hat? Was hat er nur, was ich nicht habe?«

» Gelassenheit ist eine anmutige Form des Selbstbewusstseins. Marie von Ebner-Eschenbach «

Kennen Sie solche Menschen wie Künzelmann, die über ein unerschöpfliches Energiereservoir zu verfügen scheinen, die andere Menschen inspirieren und immer neue Handlungsspielräume entdecken – und eine große Gelassenheit ausstrahlen? Auf welche inneren Kraftreserven greifen diese Gestalter zurück? Auch Menschen wie Künzelmann stehen vor Anforderungen, die sie meistern müssen, haben gewiss auch Pläne wieder aufgeben müssen oder auch Niederlagen erlitten. Diese Erlebnisse haben sie aber nicht resignieren lassen, sondern allem Anschein nach eher stärker gemacht. Rittmeier hingegen scheint in einer Umlaufbahn seines Handelns gefangen, die ihn in immer größerer Schnelligkeit in ein immer größeres Stressempfinden katapultiert.

Menschen setzen in unterschiedlichen Situationen unterschiedliche Schwerpunkte und gehen mit Situationen unterschiedlich um. Wir stellen Ihnen verschiedene Denk- und Handlungsansätze vor, um belastende Situationen aufzulösen oder ihnen mit größerer Gelassenheit zu begegnen. Welchen Weg Sie bevorzugen, entscheiden allein Sie.

» Man kann einen Menschen nichts lehren, man kann ihm nur helfen, es in sich selbst zu finden. Galileo Galilei «

4.2 Das Management der Situation – Vom Umgehen mit der Zeit

Als Klinikarzt sind Sie in besonderem Maß mit der Endlichkeit unseres Lebens konfrontiert. Wie viel Zeit steht uns noch zur Verfügung? Wie können Sie in der Ihnen verbleibenden Zeit das Wichtige vom Unwichtigen unterscheiden? Ein Gespür für den richtigen Moment des Handelns entwickeln, nicht übereilt, aber auch nicht verzögert? Etwa Vorhaben, die jetzt wichtig sind, nicht aufzuschieben, weil es vielleicht keine zweite Chance gibt, Ihren Plan zu verwirklichen? »Wie unvernünftig ist es, seine Sterblichkeit so weit zu vergessen, dass man gute Vorsätze auf

das 50. und 60. Lebensjahr verschiebt«, schreibt der altgriechische Philosoph Seneca in seinem philosophischen Exkurs »Von der Kürze des Lebens« (»De brevitate vitae«) der 2008 bei Reclam wieder herausgegeben wurde – mit Erkenntnissen, die knapp 2000 Jahre später von ungeminderter Kraft des Gedankens und Aktualität sind und die Ihnen vermutlich im Klinikalltag nicht unbekannt sind.

» Wieder andere reiben sich auf in freiwilliger Knechtschaft im Dienste für undankbare Herren. Seneca «

Wie subjektiv das Empfinden von Zeit ist, zeigt sich im historischen, im kulturellen und im Kontext der menschlichen Entwicklung. Kinder empfinden Zeit anders als Erwachsene. Durch die Fülle der Eindrücke, die auf das kindliche Gehirn noch ungefiltert einstürmen, scheinen 6 Wochen Sommerferien ein ganzes Leben. Ein Zeitraum, der einem Erwachsenen wie eine Sekunde vorkommen mag, da unser Gehirn lernt, Eindrücke zu sondieren und bereits zu »entsorgen«, bevor sie dem bewussten Verarbeiten zugänglich gemacht werden. »Dem Entstehen des Zeitgefühls nachzugehen, ist eine aufregende Reise durchs Bewusstsein«, schreibt der Physiker und Wissenschaftsjournalist Klein, »wir erkennen darin nicht nur unsere Natur, sondern auch unsere Kultur im Spiegel« (Klein 2008).

Die Mythologie der Zeit

Chronos und Kairos sind die der altgriechischen Mythologie entstammenden Synonyme für die Zeit als Tyrann und für die Freiheit des Menschen, den richtigen Zeitpunkt zum Handeln zu wählen. Chronos entthronte seinen Vater Uranus und verschlang seine Kinder, um demselben Schicksal zu entgehen, Chronos steht für das dunkle Mysterium Zeit, in der sich der Mensch verliert. Erst sein Sohn Zeus brach die Macht des Vaters und gewann die Zeit zurück. Ein Symbol für das bewusste Nutzen der Zeit: Wer passiv die Zeit an sich vorüberziehen lässt, wird verschlungen. Für das Ergreifen des richtigen Augenblicks zum Handeln steht Kairos, Sohn von Zeus. Das Erkennen des adäquaten Handlungsmomentes aber setzt eine innere Gewissheit voraus: Was will ich? Damit ist ein tieferer Lebensplan gemeint, der die Vielfalt an Optionen einbezieht. Es gibt keine Zeit zu verlieren, sondern nur die richtigen Gelegenheiten, sich die Zeit verfügbar zu machen.

Zurück zu Ihrem Klinikalltag und zwei Werkzeugen, mit denen Sie ein pragmatisches Zeitmanagement realisieren können: Das Pareto-Prinzip kennzeichnet das Erfordernis der Prioritätensetzung und das Eisenhower-Prinzip unterteilt nach Wichtigkeit und Dringlichkeit. Denn trotz Smartphone, iPad und Outlook-Kalendarium kommen wir nicht darum herum: Der Tag umfasst nur 24 Stunden. Selbst in der nüchternen Begrifflichkeit der Priorität wird deutlich: Zeitmanagement ist immer in hohem Maße individuell. Allein die Lebenssituation und die berufliche Position können sehr unterschiedliche Prioritäten als sinnvoll erscheinen lassen.

4.2.1 Das Pareto-Prinzip – Die Kunst, sich nicht zu verzetteln

Das Pareto-Prinzip ist benannt nach Vilfredo Pareto (1848–1923), einem italienischen Ingenieur, Ökonomen und Sozialwissenschaftler, dessen Studien deutlich machten, dass in Italien 20% der Familien 80% des Volksvermögens erwirtschafteten. Der Pareto-Effekt besagt, dass 20% der Arbeit 80% des Erfolgs ausmachen, umkehrt zeitigen 80% der Arbeit nur 20% des Erfolgs. Denken Sie nur an zeitaufwändige Besprechungen, in denen die wirklich wichtigen Entscheidungen oft in wenigen Minuten gefällt werden.

» Viel zu gleichgültig gehen wir mit der Zeit um, mit der aller kostbarsten Sache der Welt. Seneca «

Eine wichtige Erkenntnis aus diesem Prinzip ist der kritische Blick auf Perfektionismus. Wenn Aufgaben in extenso bearbeitet werden, die nebensächlich sind oder delegiert werden können, ist Perfektionismus kontraproduktiv. Wir haben in diesem Buch bereits einige Beispiele vorgestellt, in denen Chefärzte sich für Aufgaben aufgerieben haben, mit denen sie ihre Zeit

vergeudet haben. Dies bedeutet nicht, dass Sorgfalt per se falsch ist. Es heißt lediglich, dass Sie sehr genau schauen sollten, welchen Aufgaben Sie sich mit voller Kraft widmen. Die praktische Umsetzung des Pareto-Prinzips funktioniert dann, wenn Sie rechtzeitig erkennen, was in dieser Situation wichtig ist. Drei Handlungsschritte können Sie aus dem Pareto Prinzip ableiten:

- Ziele unmissverständlich zu definieren und konkrete Arbeitsplanungen rechtzeitig vorzunehmen,
- frühzeitig mögliche Klippen bei der Arbeitsplanung zu berücksichtigen und diese in Ihre Planung einzubeziehen,
- Wichtiges von Unwichtigem zu unterscheiden – bei der Kunst, sich nicht zu verzetteln, bietet Eisenhower wertvolle Unterstützung.

4.2.2 Eisenhower – Wie Sie Prioritäten richtig setzen

Wir alle haben spezifische Strategien, eine Aufgabe anzupacken. Der eine erledigt das Unangenehme zuerst, die andere hält sich streng an vorgegebene Termine, ein dritter schiebt Unangenehmes auf die lange Bank (Prokrastination), eine vierte beginnt erst auf Druck mit ihrer Arbeit. Und vermutlich kennen auch Sie das Gefühl, etwas zu spät erledigt oder gar vergessen zu haben. Eine Einteilung in die wichtigen und die dringlichen Aufgaben kann hilfreich sein. Dwight D. Eisenhower (1890–1969), amerikanischer General und Präsident der Vereinigten Staaten von 1953 bis 1961 hat das Prinzip von Wichtigkeit und Dringlichkeit begründet.

Definition

Den Hang, Erledigungen auf morgen oder auf noch viel länger hinaus zu verschieben, nennen Sozialwissenschaftler **Prokrastination** (lat. »pro cras« = für morgen).

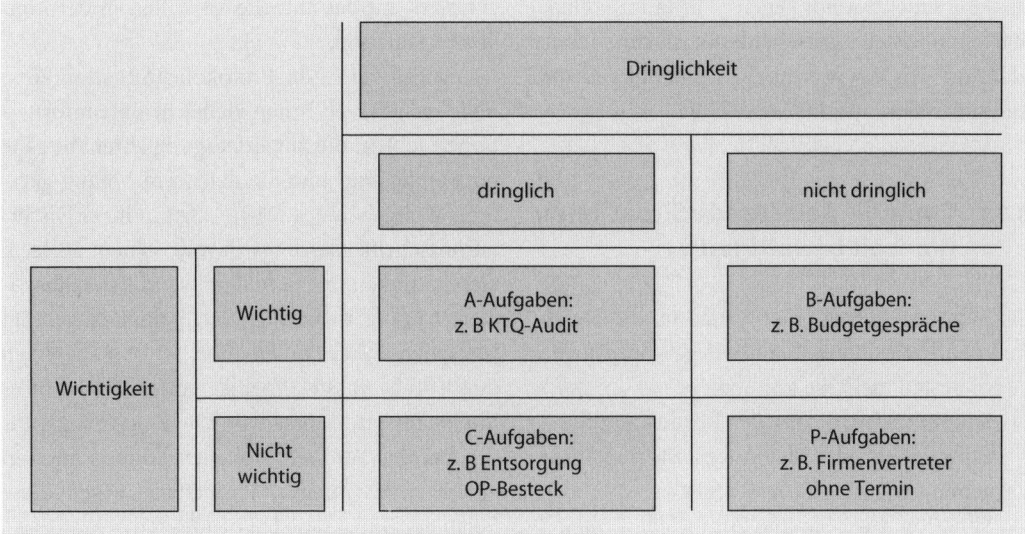

◘ **Abb. 4.1**   Eisenhower

Das Attribut »wichtig« bezieht sich auf Inhalte. Wichtigkeit bedeutet Arbeitserfolg. Werden wichtige Aufgaben erledigt, bedeutet dies Vorteile für Sie als Leitenden Arzt oder für Ihre Klinik, umgekehrt erwachsen Ihnen oder Ihrer Klinik Nachteile. Das Attribut »dringlich« bezieht sich auf die zeitliche Dimension, beispielsweise Termineinhaltung.

» Der gegenwärtige Augenblick entzieht sich gerade jenen, die sich vielerlei Beschäftigungen verzetteln. Seneca «

General Eisenhower hatte für sein militärisches Vorgehen eine Rangfolge von Aufgaben entwickelt, wir haben diese auf die Klinikerfordernisse umgesetzt (◘ Abb. 4.1). In ▸ Kap. 5 finden Sie die dazugehörige Checkliste, auf Basis derer Sie überprüfen können, was jetzt vordringlich ist und was Sie getrost zur Seite legen können.

- Die **A-Aufgaben** sind wichtig und dringlich zugleich. Sie sollten am besten von Ihnen selbst erledigt werden – etwa die definitive Übersicht und Gegenzeichnung wichtiger Unterlagen für das KTQ-Audit.
- Die **B-Aufgaben** sind wichtig aber nicht dringlich. Sie sollten terminiert werden – etwa Budgetgespräche.
- Die **C-Aufgaben** sind dringlich aber nicht wichtig. Sie sollten delegiert werden – etwa die fachgerechte Entsorgung von OP-Instrumenten, die nicht mehr genutzt werden.
- Aufgaben, die weder wichtig noch dringlich sind, ordnen Sie unter »P« wie Papierkorb ein, ein kleines Beispiel: Firmenmitarbeiter, die ohne Termin zu Ihnen kommen, müssen Sie nicht in Empfang nehmen.

4.3   Die Haltung zur Situation – Ihre Einstellung ist entscheidend!

Es gibt Situationen, die Ihnen Ihre ganze Kraft abfordern und es gibt Situationen, die Sie nicht ändern können. DRG, MDK und andere Determinanten (▸ Abschn. 3.4.3) sind nun einmal da und Sie werden Sie in absehbarer Zeit wohl kaum abschaffen. Das heißt aber noch lange nicht, dass Sie deswegen vor der Situation kapitulieren oder resignieren müssten. Es heißt genauso wenig, dass Sie einen Kampf gegen Windmühlenflügel starten müssten. Entscheidend ist Ihre innere Haltung – zu tun, was möglich und nötig ist und zu unterlassen, was ins Leere läuft.

4.3.1 Coping – Belastende Situationen planvoll bewältigen

Sie befinden sich in einer Situation, die Sie zunehmend belastet und Sie überlegen, wie Sie diese am besten meistern können:

- Situation Eins: Sie geraten bei den Audit-Protokollen jedes Mal unter Zeitdruck und geben sie jedes Mal verspätet ab.
- Situation Zwei: Sie sind zum wiederholten Male bei der Klinikverwaltung vorstellig geworden, weil Sie eine Personalaufstockung für Ihre Abteilung brauchen, holen sich aber jedes Mal erneut eine Absage – nun, dann lassen Sie sich eben in der nächsten Woche den nächsten Termin geben. Wenn Sie nur hartnäckig genug sind, werden Sie irgendwann durchdringen – wirklich?
- Situation Drei: Sie haben eine sehr attraktive Position als Chefärztin bei einem kommunalen Maximalversorger angenommen. Allerdings in einer Stadt, die weit von Ihrem bisherigen Wohnort entfernt ist – und Ihr Mann will seine Festanstellung in Ihrer gemeinsamen Heimatstadt nicht aufgeben, Ihre Kinder sind dort auf einem sehr guten Gymnasium und Sie sehen Ihre Familie nur noch einmal im Monat, manchmal weniger.

Der Begriff des Coping stammt aus dem Englischen und bedeutet »fertig werden«. Unter Coping versteht man in der Arbeitspsychologie Bewältigungsstrategien, um mit stressbelasteten Situationen umzugehen. In Anlehnung an den aktuellen Stand der Arbeitsforschung (Burisch 2010) unterscheiden wir zwischen fallbezogenem und emotional-kognitivem Coping. Beim fallbezogenen Coping lenkt der Mensch sein Au-

genmerk auf das aktuelle Verhalten in der konkreten Situation.

Im Fall der Audit-Protokolle (Situation Eins) überlegen Sie, ob Ihnen vielleicht Basisinformationen fehlen, die zur Erledigung Ihrer Aufgabe notwendig sind und Sie darum in Verzug geraten. Schneglberger (2010) warnt in ihrer Dissertationsschrift allerdings davor, »erneut in leere Geschäftigkeit« zu verfallen, wenn das fallbezogene Coping nicht von Nachhaltigkeit geprägt ist: »Menschliches Verhalten wird maßgeblich durch unbewusste Prozesse gesteuert« heißt es in der Dissertationsschrift. Die Zeitverzögerungen bei den Audit-Protokollen können auch in einem tiefen inneren Widerstand gegen diese Form der Bürokratie begründet sein.

Entscheidend beim emotional-kognitiven Coping sind das Erkennen tieferliegender Ursachen und Ihre Haltung zur Situation. Wir haben aus unserer Erfahrung heraus sechs Strategien eruiert, die zwischen den Antipoden Resignation und Kampf changieren. »Ob ich mich nun für wichtige Entwicklungen aufreibe oder nicht, es ändert sich ja doch nichts, die bürokratischen Vorgaben sind zu groß, die Klinikleitung ist zu borniert …« seufzt der Resignierte. Die Übertragung von Misserfolgserlebnissen auf eine Grundeinstellung wird als »erlernte Hilflosigkeit« bezeichnet. Der Kämpferische ist überzeugt: »Was ich erreichen will, erreiche ich auch.« Ist die Erwartung an die eigene Wirkungsmacht überzogen, spricht Burisch von Maladaptivität. Die zunehmende Bürokratisierung der Medizin werden Sie als Einzelkämpfer nicht abwenden, es ist sinnvoll, Ihre Vorstellungen von Wirklichkeit und die äußere Wirklichkeit in einen Abgleich zu stellen.

> **Sechs Coping-Strategien**
> Die Strategien unterliegen keiner Wertung, jede Strategie kann in einer bestimmten Situation sinnvoll, in einer anderen weniger sinnvoll sein. Die Einschätzung liegt bei Ihnen.

4.3 · Die Haltung zur Situation – Ihre Einstellung ist entscheidend!

59

4

- Konfrontierender Stil: Ich halte die Stellung und kämpfe für meine Position.
- Verleugnender Stil: Ich tue so, als sei nichts geschehen.
- Distanzierter Stil: Das ist nicht meine Baustelle.
- Kommunikativer Stil: Ich spreche mit einem Dritten, der vielleicht einen konstruktiven Beitrag leisten kann.
- Aussitzender Stil: Ich hoffe, dass sich die Situation von selbst erledigt – bekannt vor allem in der Gesundheitspolitik.
- Antizipierender Stil: Ich stelle mir vor, wie sich die Dinge weiterentwickeln, wenn ich mich in einer bestimmten Weise verhalte.

Der Arzt, der eine Personalaufstockung für seine Abteilung durchsetzen möchte (Situation Zwei), folgt dem konfrontierenden Stil. In diesem Fall wird er damit vermutlich die Verärgerung des Geschäftsführers noch »anheizen«. Möglicherweise könnte das Gespräch mit einem neutralen Dritten neue Perspektiven eröffnen. Hier verläuft die Grenze bereits fließend zu Faktoren der Resilienz (▶ Abschn. 4.3.3).

Was aber, wenn die belastende Situation nicht von außen an Sie herangetragen wird, sondern wenn Sie diese selbst geschaffen haben (Situation Drei)? Die Chefärztin in unserem obigen Beispiel, die mit Blick auf ihre Karriere ihr Familienleben und ihre soziale Einbindung hintanstellt, könnte ihre Anreizlandschaft überprüfen: Sind die Ziele, die sie sich setzt, die richtigen und hat sie die Konsequenzen bedacht (▶ Abschn. 4.4.2)?

4.3.2 Emotionsregulierung – Wie Sie Abwehrempfindungen integrieren

Das Umgehen mit Gefühlen in einer aktuell belastenden Situation ist eine Variante des Co-

ping. Drei Koordinaten sind entscheidend für das Entstehen einer Emotion: Die Ausgangssituation, die Bewertung der Situation durch den Handelnden und die Konsequenzen, die der Handelnde daraus zieht. Die Emotion selbst wird in der Arbeitspsychologie als Konglomerat aus physischer Erregung und kognitiver Bewertung der Situation definiert. In der Klinik ist die Arzt-Patientenbeziehung, die wir im Abschnitt »Zwischen Aufopferung und Zynismus« (▶ Kap. 3.4.5) einleitend behandelt haben, oft von widerstreitenden Bewertungen der Situation und dem daraus resultierenden Handeln des Arztes gekennzeichnet.

Vermutlich kennen Sie diesen Patiententypus gut: Dr. Google, der mit angelesenem Wissen in die Klinik kommt (▶ Abschn. 3.4.3). Sie würden ihm am liebsten über den Mund fahren. Zugleich aber ist er einer Ihrer wichtigsten Privatpatienten. Also beißen Sie die Zähne zusammen und bleiben freundlich. In der Psychologie wird dies als Arbeit mit professioneller Maske bezeichnet. Sie simulieren freundliche Gefühle, wo keine sind. Ein zweites Beispiel für den Gefühlsspagat: Sie wissen, dass dieser Patient nur noch eine sehr begrenzte Lebensdauer hat, zudem nur noch mit Morphium die Schmerzen erträgt, zugleich geht Ihnen sein Lamentieren gewaltig auf die Nerven. Sie schwanken zwischen Gereiztheit und Mitgefühl.

> **Definition**
>
> Die **Emotionsregulierungstheorie** beschreibt einen Prozess, bei dem Individuen beeinflussen, wann und welche Emotionen sie haben und wie sie diese erfahren und ausdrücken.

An diesem Punkt setzt Ihre Emotionsarbeit an, ein Prozess aus regulierten Gefühlen und Gefühlsausdrücken, um den Anforderungen an Ihre Position als Klinikarzt gerecht zu werden. Dieser Prozess (❏ Abb. 4.2) umfasst verschiedene

4

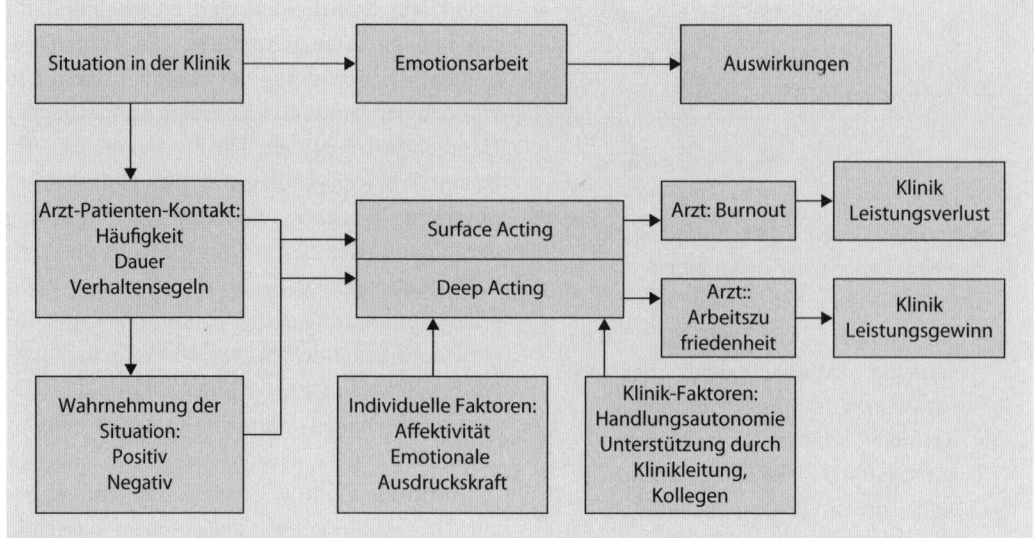

□ **Abb. 4.2**   Emotionsarbeit

Komponenten und hat Auswirkungen nicht nur auf Sie als Individuum, sondern auch auf Ihre Klinik als Organisation. Den Prozess der Emotionsregulierung lösen eine bestimmte Situation (Frequenz Ihrer Patientenkontakte und deren Dauer) und Ihr Empfinden der Situation aus, diese Komponenten wirken auf Ihr Verhalten in der Situation. Individuelle Faktoren wie etwa Ihre Affektivität und Ihre Ausdruckstärke wie auch Klinikfaktoren (Arbeitsklima) üben ebenfalls Einfluss auf Ihre Emotionsarbeit aus. Im situationsbezogenen Regulierungsprozess wird zwischen zwei Verhaltensformen unterschieden:

– Beim Surface Acting, auch als Reaktionsfokus bezeichnet, regulieren Sie Ihren emotionalen Ausdruck: Sie lächeln, zaubern Mitgefühl in Ihre Mimik, obwohl Ihnen innerlich nicht so zumute ist.

– Beim Deep Acting, auch als Antezedenzfokus bezeichnet, antizipieren Sie die Arzt-Patienten-Situation und modifizieren Ihre Emotionen. Sie verändern Ihren Aufmerksamkeitsfokus und damit Ihre kognitive Wahrnehmung: Sie versetzen sich in die Gefühlslage des Patienten, etwa in seinen

Wunsch, als Partner des Arztes anerkannt zu werden, oder in seine Furcht vor der Entwicklung seiner Krankheit. Gelingt Ihnen diese Veränderung der Wahrnehmung, können Sie mit der Situation gelassener umgehen.

Ärzte, die vornehmlich auf den Copingstil »Surface« setzen, haben zunächst den Vorteil, dass dieser Bewältigungsstil rasch umsetzbar ist und dass Sie sich auf den ersten Blick die Mühe sparen, sich mit dem Patienten vertieft auseinanderzusetzen. Bei einem dauernden Auseinanderklaffen von echtem und gespieltem Gefühl aber überdehnen Sie Ihre gefühlsmäßige Elastizität. Es kann es zum »Work Strain« kommen, einem Stressphänomen, das sich u. a. in schrumpfender Identität mit der beruflichen Aufgabe zeigt, etwa in Form des Zynismus (▶ Abschn. 3.4.5) bis hin zu somatischen Auswirkungen (▶ Abschn. 3.3.2). Zugleich spürt auch der Patient, dass Ihre Freundlichkeit nicht »echt« ist, vermutlich beharrt er in Fall Eins noch stärker auf seinem Wissen, in Fall Zwei wird seine Klage noch intensiver ausfallen. Es entsteht eine Spirale an gegenseiti-

4.3 · Die Haltung zur Situation – Ihre Einstellung ist entscheidend!

61

4

gen unerfüllten Erwartungen, die bei Ihnen als Arzt in eine tiefe Erschöpfung führen kann.

Ärzte, die sich auf den Coping-Stil des Deep Acting einlassen, haben zunächst den Nachteil, dass es sehr anstrengend sein kann, die Gefühle anderer Menschen zu antizipieren, sich auf deren Horizont einzulassen. Zugleich aber bewirkt Deep Acting, dass Sie als Arzt mit sich selbst im Moment des Handelns im Einklang sind. Allerdings setzt dies ein hohes Maß an Gelassenheit voraus. Meditation ist ein guter Weg zur Gelassenheit (► Abschn. 4.4.3). Deep Acting ist verstärkend verknüpft mit dem Empfinden von Stolz: Sie haben höchste Souveränität in einer emotional belastenden Interaktion bewiesen, indem Sie die Empfindungen Ihres Gegenübers in Ihr Handeln integriert haben. Hinzu kommt, dass der Patient Ihre Authentizität spürt. Das Annehmen seiner Person durch Sie als Arzt kann auch bei ihm zu einer Verhaltensänderung führen.

4.3.3 Resilienz – Psychisch-mentale Widerstandsfähigkeit ist trainierbar

Wenn Sie Ihre gegenwärtige Situation als sehr belastend empfinden, haben Sie – zumindest für diesen Moment – den Zeitpunkt zur Resilienz verpasst. Sonst würden Sie die Situation als weniger belastend empfinden. Resilienz ist eine präventive Strategie, es ist ein Prozess, im Rahmen dessen Sie an Ihren Einstellungen und Verhaltensweisen arbeiten. Meditationstechniken (► Abschn. 4.4.3) können unterstützend wirken. Sie werden sich Ihrer Ressourcen, Ihrer Kraftquellen bewusst.

Aus dem Klinikalltag: Die Fallzahlensteigerung

Die Vorgabe der Klinikleitung setzt den Rahmen: Um im Wettbewerb zu bestehen, müssen die Fallzahlen deutlich steigen. Zugleich wird der Personalbestand in der Pflege um 10 und in der Ärzteschaft um 5% reduziert. Was ist naheliegender? Dass Sie die Situation zwar nicht erfreut, aber mit einem Schulterzucken hinnehmen – Sie müssen sich eben überlegen, wie Sie Arbeitsabläufe umstrukturieren – oder dass Sie einen Wutanfall kriegen und nicht zum ersten Mal überlegen, dass Sie gleich morgen Ihr Kündigungsschreiben bei der Klinikleitung einreichen?

Resilienz bedeutet die Fähigkeit, widerstandsfähig zu sein gegenüber äußeren Belastungen und Krisensituationen und sie ohne Beeinträchtigung durchzustehen (Scharnhorst 2008). »Zu allen Zeiten versuchte die Philosophie zu souveränem Umgang mit Krisen und Leid zu erziehen«, schreibt der Wirtschafts- und Wissenschaftsjournalist Jochen Mai, »die antike Schule der Stoa etwa war eine einzige Suche nach Resilienzfaktoren«. Analog zum Stress (► Abschn. 3.3.2) ist der Resilienzbegriff (lat. resilire = zurückspringen) der Physik entlehnt – als Fähigkeit eines Wirkstoffes, sich verformen zu lassen und danach in die ursprüngliche Form zurückzuspringen. »Der resiliente Mensch gleicht einem Stehaufmännchen« (Scharnhorst 2008). Auch die Akzeptanz des eigenen Scheiterns ist eine resiliente Kompetenz und Grundlage für das Entdecken neuer Alternativen. Resilienz ist mehr als ein auf die aktuelle Situation bezogenes Stressmanagement. Die innere Grundhaltung, die im Moment der fordernden Situation dem Handelnden seine Autonomie belässt, lässt sich gezielt trainieren und schützt den Handelnden davor, zum Spielball der Geschehnisse zu werden.

>> Es ist eine Sache, durch Zeiten der Instabilität zu gehen, wenn die Welt um uns herum einigermaßen stabil ist. Aber es ist etwas völlig anderes, wenn sich ganze Gesellschaften im Umbruch befinden. Psychiatrieprofessor Frederic Flach «

Die Resilienzforschung erstreckt sich auch auf Teams und ganze Unternehmen: Wie können

4

Funktionen in systemischen Gefügen bei Wandlungsprozessen aufrechterhalten bzw. adäquat angepasst werden? Selbst das amerikanische Militär hat die Relevanz der inneren Widerstandsfähigkeit gegen belastende Situationen erkannt, nachdem bei den Irak-Heimkehrern posttraumatische Belastungsstörungen und Selbstmorde signifikant wurden (Rees 2011). In einem auf die Soldaten abgestimmten Training (»Comprehensive Soldier Fitness Program«, CSF) nehmen Soldaten in Theorie und Praxis an einem Resilienztraining teil. Noch ist das Programm zu jung, um bereits evaluierbare Daten vorstellen zu können. Bereits jetzt aber stellen sich Achtsamkeitsübungen, Progressive Muskelrelaxation und Meditation als aussichtsreiche Methoden zum Aufbau einer psychomentalen Widerstandsfähigkeit heraus.

In der Interpretation der Denk- und Handlungsfelder zur Resilienz differieren die Ansätze von vier (Amerikanische Psychologenvereinigung APA; www.apahelpcenter.org) über fünf (Fuchs u. Huber 2007) bis zu sieben Säulen der Resilienz (Scharnhorst 2008). In unserer Arbeit sehen wir sechs Säulen der Resilienz, die Sie als Chefarzt befähigen, auch sehr belastenden Situationen mit innerer Gelassenheit zu begegnen. Diese sechs Faktoren der Resilienz finden Sie bildhaft dargestellt in der gleichnamigen Abbildung (◘ Abb. 4.3).

Zuversicht Auch wenn die Krise momentan Ihr Denken und Fühlen beherrscht, so sind Sie sich dennoch bewusst, dass auch dieses unerfreuliche Ereignis befristeter Natur ist. Sie sind bereit, die nächste Chance, die sich Ihnen bietet, ungebrochenen Mutes zu ergreifen.

Kontaktfreude Sie verfügen über ein stabiles Beziehungsnetzwerk, im Rahmen dessen Sie andere zu Rat ziehen können. So nehmen Sie dem Problem bereits ein wenig von seiner Absolutheit. Durch das Gespräch erlangen Sie eine gewisse Verfügungshoheit über das Problem, sie können es aus verschiedenen Perspektiven betrachten. Vielleicht erschließen sich Ihnen durch Anregungen anderer auch vollkommen neue Sichtweisen und Optionen, die Sie so bisher nicht wahrgenommen haben.

Selbstbewusstsein Im Moment der Frustration mag das Empfinden, Opfer der Umstände zu sein, in Ihnen aufsteigen. Sie können es auch anders sehen: Sie sind ein angesehener Chefarzt, der noch weitergehende Handlungsoptionen hat.

Akzeptanz Wenn es Ihnen gelingt, die Verhältnisse und Ihre Rolle, die Sie darin spielen und Ihre Empfindungen, die damit verbunden sind, zu akzeptieren, die Dinge so stehen zu lassen, wie sie sind, kann dies auch eine Chance sein. Die Situation kann Ihnen beispielsweise Informationen für künftige Vorhaben liefern.

Lösungsorientierung Ist die neue Situation eingetreten, ist es wenig hilfreich, sich die Zeit davor zurückzuwünschen oder über die Verhältnisse zu lamentieren. Hilfreich für Sie als Chefarzt ist es, die Situation, in der Sie sich aktuell befinden auf Entwicklungsmöglichkeiten abzuklopfen, die sich Ihnen im Rahmen der vorherigen Situation nicht hätten erschließen können. Betrachten Sie die Situation als Herausforderung an Ihre Gestaltungskraft!

Gefühlsstabilität Es gibt Entwicklungen, die können Sie beeinflussen und es gibt solche, die sich Ihrem Einfluss komplett entziehen. Manche Menschen neigen bisweilen dazu, die Schuld für negative Entwicklungen immer zuerst bei sich selbst zu suchen, andere verorten alles im vermeintlich feindlichen Umfeld. Gefühlsstabilität bedeutet, den jeweiligen emotionalen Fokus verändern zu können und aus der Warte des beobachtenden und regulierenden ‚Selbst‘ heraus (► Abschn. 4.4.3) den Eigenanteil am Geschehen und den Fremdeinfluss abwägen zu können. Je nach Gemengelage ist ein anderes Handeln hilfreich.

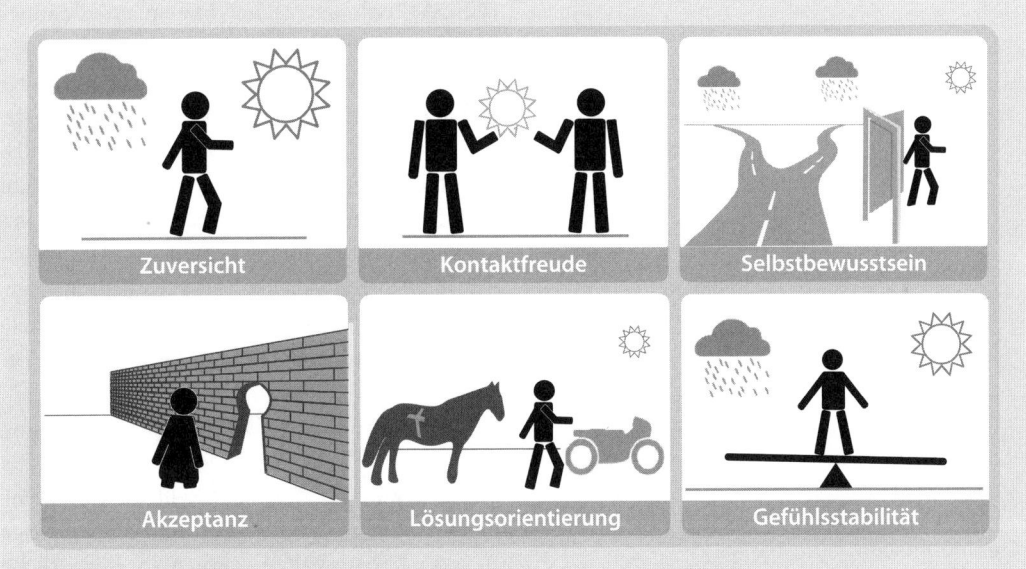

Zuversicht | Kontaktfreude | Selbstbewusstsein

Akzeptanz | Lösungsorientierung | Gefühlsstabilität

☐ **Abb. 4.3** Faktoren der Resilienz

4.4 Die Haltung des Handelnden – Neuroplastizität bewegt Leben

Ihre Schaltkreise im Gehirn sind der beste Indikator für die Qualität Ihrer Lebensführung. Hippocampus und Neuroneogenese (▶ Abschn. 3.3.2) legen Zeugnis davon ab, wie sorgsam oder wie fahrlässig Sie mit sich selbst umgehen. Wie selbstbestimmt gestalten Sie Ihr Leben, wie sehr lassen Sie sich treiben von vermeintlich unumstößlichen Notwendigkeiten und von hochgesteckten Zielen? Wie sehr ziehen Sie das Empfinden Ihrer selbst aus Ihrer Arbeit, Ihrem Ansehen, der Vielfalt Ihrer Verpflichtungen? Nehmen Sie sich in diesem Kapitel die Zeit, um Ihren Blick auf den Menschen zu lenken, mit dem Sie unumstößlich verbunden sind: auf sich selbst!

» Nur ein Geist, der in Gemütsruhe ist, kann alle Phasen seiner Lebenszeit durchlaufen. Die Vielbeschäftigten sind wie in ein Joch gespannt, nicht in der Lage, sich umzuwenden und zurückzublicken. Seneca **«**

4.4.1 Mens sana in corpore sano – Was Bewegung bewirkt

Dass körperliche Bewegung der geistigen Beweglichkeit zu Gute kommt, ist unumstritten. Die evidenzbasierte Studienlage allerdings ist erkennbar gering und findet bislang in Stressprogrammen zu wenig Berücksichtigung. Gerade Geistesarbeiter ignorieren oft das Zusammenspiel von Physis und Psyche, »dabei wird man sehr viel effizienter, wenn man auch seine körperlichen Signale beachtet«, sagt Ernst Pöppel, emeritierter Professor der medizinischen Psychologie.

» Körperliches Ausdauertraining senkt nicht nur den basalen Katecholaminspiegel, sondern auch die sympathoadrenerge Aktivierung bei Stress, sodass es in Belastungssituationen zu einer verminderten Aktivierung des sympathoadrenergen Systems kommt. Mayer (2007) **«**

In einer vom Robert-Koch-Institut initiierten Studie »Gesundheit in Deutschland aktuell«

4

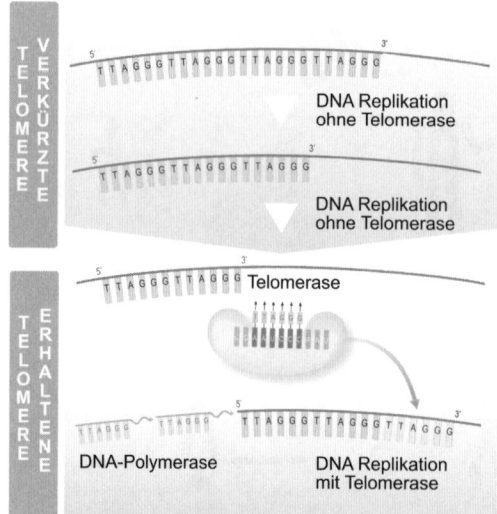

DNA Replikation
ohne Telomerase

DNA Replikation
ohne Telomerase

Telomerase

DNA-Polymerase

DNA Replikation
mit Telomerase

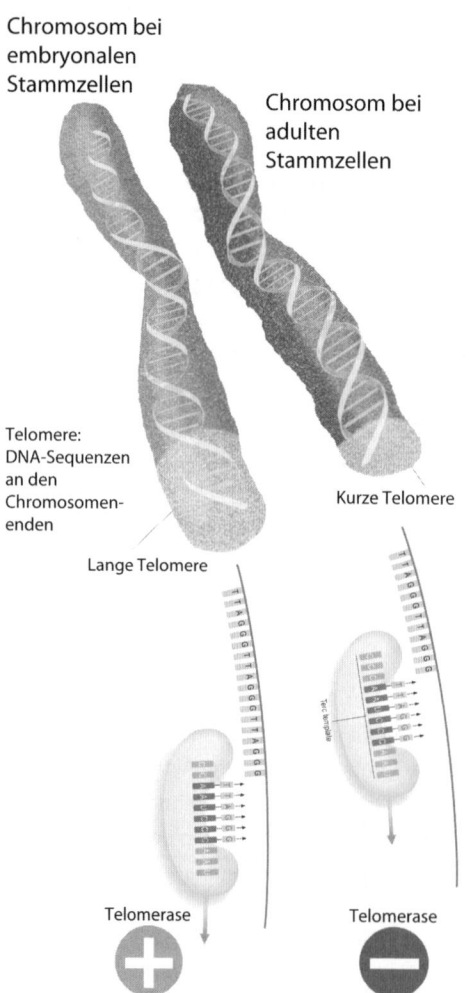

Chromosom bei
embryonalen
Stammzellen

Chromosom bei
adulten
Stammzellen

Telomere:
DNA-Sequenzen
an den
Chromosomen-
enden

Kurze Telomere

Lange Telomere

Telomerase

Telomerase

Abb. 4.4   Telomerase

(GEDA), nahmen 21.262 Frauen und Männer teil. Über einen Zeitraum von einem Jahr (2008–2009) wurden in Telefonbefragungen verschiedene Lebensstilfaktoren in Abgleich zu depressiven Verstimmungen und Depressionen gesetzt. Im Ergebnis zeigt sich, dass eine höhere Anzahl gesunder Lebensstilfunktionen wie Obst- und Gemüsekonsum und körperliche Aktivitäten mit niedrigeren Prävalenzen von diagnostizierter Depression und seelischer Belastung einhergehen (Gesundheitsbericht des Robert Koch Instituts 7/2011, 2. Jahrgang).

Weitere Studien weisen explizit die Wirkung von Sport auf die Neuroneogenese nach. Bei Stress verkürzen sich die zur Zellteilung notwendigen Telomere deutlich. Die Zellen, die geistige Beweglichkeit erhalten, sterben ab. Körperliche Bewegung jedoch erhält die Telomerlänge (Puterman et al. 2010). In einer weiteren Studie nahmen ältere Menschen mit beginnendem Alzheimer an einem 6 Monate während Ausdauertraining teil. Bis zu anderthalb Jahren nach Abschluss der sportlichen Aktivitäten ließen sich noch positive Langzeitwirkungen feststellen, Fazit also: Neuroplastizität wird durch Bewegung befördert (Lautenschlager et al. 2008). Auch eine dritte Studie (Taubert et al. 2011) weist die Wirkung von körperlichem Training auf die Neuroneogenese nach. Studien zur Wirksamkeit von Meditation auf die Neuroplastizität finden Sie in ▶ Abschn. 4.4.3. Bewirkt Sport, dass die Telomerlänge gleich bleibt, so ist bei Meditation sogar eine Verlängerung der Telomere nachgewiesen (◻ Abb. 4.4).

4.4.2 Anreizlandschaften – Überprüfen Sie Ihre Lebensziele!

Ehrgeizige Pläne, das Gefühl, auf dieser Welt all' das schaffen zu können, was Sie sich vorgenommen haben, sind Ausweis einer hohen intrinsischen Motivation (▶ Abschn. 3.4.4). Dieser innere Antrieb lässt Menschen Hindernisse überwinden auch bei schwer erreichbaren Zielen und ist Motor für Entwicklungen. Was aber, wenn die Wegstrecke zwischen Ziel und Ausgangssituation allzu steinig ist oder wenn sich der Zielbewusste in seinen Möglichkeiten verschätzt hat? Nicht selten schaffen sich gerade ehrgeizige, leistungsbetonte Menschen ihr Zwangskorsett selbst, schnüren sich ein in ihren Ich-Erwartungen. »Wenn ich erst ärztlicher Geschäftsführer bin, ist mein Einflussbereich ungleich höher als jetzt«. Sind Sie dann auf diesem Posten angekommen, währt die Freude an dem erreichten Ziel nur kurz, der nächste Berg muss erklommen werden. Und wenn es nun keinen höheren Berg mehr gibt, der Ehrgeizige aber nicht in der Lage ist, sich umzuorientieren? Tiefe Resignation kann die Folge sein:

» Seit Jahren schon, schon seit seiner Berufung in den Senat, hatte er erlangt, was zu erlangen war. Es gab nur noch Stellungen innezuhalten und Ämter zu bekleiden aber nichts mehr zu erobern. Es gab nur noch Gegenwart und kleinliche Wirklichkeit aber keine Zukunft und keine ehrgeizigen Pläne mehr. Thomas Mann, Die Buddenbrooks «

»Dem Mensch kann zweierlei Unheil zustoßen: nicht zu bekommen, was er will, oder zu bekommen, was er will. George Bernard Shaw «

Welche Ziele haben Sie sich gesteckt? Welche Motive liegen Ihren Plänen zugrunde? Sind die Beweggründe es wert, dass Sie sich zerreiben, womöglich in den Burnout geraten? Oft bewerten Menschen den Status, die Sicherheit von außen als das tragende Element in Ihrem Lebensentwurf. Stellen sich dieser Status oder diese Sicherheiten als Chimäre heraus, bricht das »Gebäude« zusammen.

Aus dem Klinikalltag: Beste Wohnlage
Dr. Max Bergmann hat Grundeigentum in der besten Wohnlage der Stadt erworben und der Bau der Villa hat bereits begonnen. Mit seinem regulären Gehalt als Chefarzt lässt sich das Vorhaben nicht finanzieren. Er hat deswegen eine Zielvereinbarung mit

der Geschäftsleitung getroffen, im Rahmen derer er Zusatzaufgaben mit außertariflicher Vergütung übernommen hat. Langsam aber beginnt er sich zu zerreiben zwischen den vielfältigen beruflichen Anforderungen, den Erwartungen seiner Familie, bei den Planungen zum neuen Zuhause dabei zu sein, und den nicht enden wollenden Investitionen in das Anwesen. Seine ursprüngliche Freude an dem Vorhaben ist schon lange erloschen, alles scheint ihm sinnlos und immer öfter hat er das Empfinden, dass sich ein Ring um seinen Brustkorb zusammenzieht.

» Um besser leben zu können, richten sie ihr Leben ein auf Kosten dieses Lebens. Seneca «

Wie kann es gelingen, sich aus einer selbst geschaffenen, belastenden Situation wieder zu befreien? Erst die innere Sicherheit vielfältiger Handlungs- und Gestaltungsoptionen bildet das Fundament, um im Falle äußerer Erosionen nicht den Halt zu verlieren. Dies bedeutet aber zugleich, sich von bekannten Konzepten und Erfahrungsmustern zu lösen, von fixierten Sicherheiten zu befreien (▶ Abschn. 4.6) und die eigene Anreizlandschaft (Burisch 2010) auf den Prüfstand zu stellen.

» Das größte Hindernis im Leben ist die Erwartung, die uns an das Morgen bindet und uns das Heute vergessen lässt. Seneca «

Der Umweg
Ein Fischer sitzt am Strand und angelt. Ein Mann kommt vorbei und fragt: »Warum machst Du nicht mehr aus Deinem Leben?« »Was denn?« fragt der Fischer. »Hier ist doch ein fischreiches Gebiet, Du könntest eine Fischzucht aufziehen, Leute anstellen«. »Warum?«. »Du würdest reich und mächtig sein«, »Was habe ich davon?« »Wenn Du so reich und mächtig bist, dass Du die Geschäfte an Deine Geschäftsführer abgeben kannst, dann kannst Du in Ruhe am Strand sitzen und angeln« (frei nach einer Erzählung von Heinrich Böll).

Um eine Situation aufzulösen oder sie zur eigenen Zufriedenheit zu entwickeln, haben wir sechs Aspekte herausgearbeitet, auf Basis derer Sie Ihr Ziel strategisch fundiert überprüfen können.

■ Welches Niveau hat Ihr Ziel? Können Sie Ihr Ziel von Ihrer Startsituation aus relativ unproblematisch erreichen oder sind (zu) viele Zwischenschritte erforderlich, etwa zusätzliche Qualifikationen oder Zusatzeinkommen?

■ Welche Energie werden Sie voraussichtlich aufwenden müssen, um das Ziel zu erreichen? Jedes Wochenende durcharbeiten, aufwändige Recherche etc.?

■ Wie hoch ist die Wahrscheinlichkeit, dass Sie Ihr Ziel erreichen (Erfolgswahrscheinlichkeit)? Haben Sie sich schon mit Menschen ausgetauscht, die da sind, wo Sie hinwollen? Was haben diese Menschen investiert und wie schätzen Sie Ihre Erfolgsaussichten ein?

■ Welche Nebenwirkungen müssen Sie befürchten? Sind Sie sicher, dass Ihre Familie, Ihre Freunde auch dann noch hinter Ihnen stehen, wenn Sie über lange Zeit überhaupt keine Zeit für niemanden mehr haben und nur noch Ihrem Vorhaben verpflichtet sind?

■ Welche emotionale Belohnung erwarten Sie sich nach Erreichen des Ziels? Stolz auf die neue Position? Soziale Anerkennung für das Erreichte?

■ Welche quantitative Belohnung steht in Aussicht? Gehaltserhöhung oder außertariflicher Bonus? Mehr Handlungs- und Gestaltungsspielräume?

Wenn Sie alle Aspekte kritisch überprüft haben und sicher sind: Es lohnt sich – wunderbar! Vielleicht entdecken Sie beim Überlegen aber auch Alternativen, die Sie Sie zuvor gar nicht in Betracht gezogen haben.

Aus dem Klinikalltag: Cutting Edge
PD Dr. Katrine Lanz ist anerkannte Dermatologin, sie leitet ihre Abteilung seit 10 Jahren sehr erfolgreich. Dennoch drängt immer stärker der Gedanke in ihr hoch: »Da muss doch mehr sein«. Noch einmal in die Forschung gehen, zur »cutting edge« der Wissenschaft gehören – das wäre ein Ziel, das sie reizt und ihrem Ego schmei-

cheln würde. Sie beginnt, ihr Ziel sorgfältig zu überprüfen – und erkennt: Die Nebenwirkungen sind zu unangenehm. Drittmittel einwerben, Stellenausschreibungen konzipieren sind Aspekte, die ihr schon jetzt Unbehagen verursachen. Im Gespräch mit einer befreundeten Kollegin unterbreitet diese ihr eine Idee, die Lanz sofort begeistert. Sie wird Studierenden, die in die Forschung wollen, als Mentorin zur Seite stehen.

4.4.3 Regeneration im Gehirn – Was Meditation bewirkt

Meditation kann den Bogen spannen zwischen dem Kulturverständnis des Westens mit seiner hohen Wissenschaftsgläubigkeit im Sinne des Verifizierbaren, der Aufklärung, der Menschenrechte und dem Kulturverständnis des alten Asiens, das Geist, Bewusstsein, Menschsein als eine Entwicklung, als eine Linie versteht. »Die Liebe zur Weisheit auf dem Weg zur Weisheit selbst kann die Brücke zwischen den Kulturen sein«, sagt der Philosoph Carl Friedrich von Weizsäcker. Je nach kultureller Provenienz gestalten sich Verständnis und Übungen zur Meditation verschieden. Es gibt verschiedene große Richtungen, zum Beispiel: Christliche Mystik und Kontemplation, indisches Yoga, Meditation in Bewegung (Sufi, Tanz, Qi Gong), Zen in Südostasien/Japan, buddhistische hinduistische Meditationsformen, MBSR/Autogenes Training im Westen. Viele der Meditationsformen aus fernöstlichen Kulturkreisen wie etwa Zen haben ihren Weg in den Westen genommen.

❯❯ Das explizite Wissen ist eine kleine Insel im Ozean des impliziten Wissens. Ernst Pöppel, Emeritus medizinische Psychologie ❮❮

Durch Studien belegt: Wie Sie mit Meditation der Stressfalle entkommen
Seit über 2500 Jahren werden meditative Wege zu einer heilsamen Transformation des Menschen genutzt. Die Wirkungen der Meditation werden

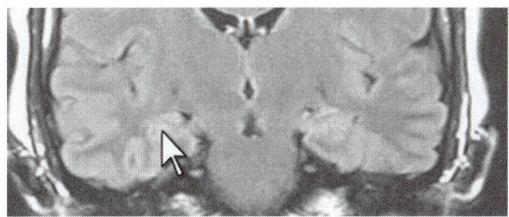

☐ **Abb. 4.5** Hippocampusnorm

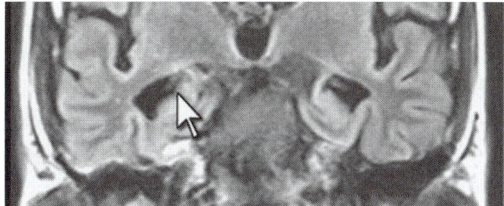

☐ **Abb. 4.6** Hippocampusatroph

im asiatischen Raum seit dieser Zeit einer intensiven Betrachtung unterzogen. Für westliche Wissenschaftler haben diese Betrachtungen eher philosophischen Charakter. Um dem in unserem Kulturkreis verankerten Wissenschaftsverständnis gerecht zu werden, sind in jüngerer Zeit eine Vielzahl klassisch evidenzbasierter Studien durchgeführt worden, die die seit 2500 Jahren gemachten Beobachtungen verifizieren. Alle hier in Kürze vorgestellten Studien finden Sie im Literaturverzeichnis.

Eine Studie (Brewer et al. 2011) an der Yale Universität weist während der Meditation verminderte Aktivitäten in den Gehirnarealen nach, die für innere Unruhe verantwortlich sind. Die Ergebnisse zeigen sich allerdings nur bei erfahrenen Meditierenden, »die ein Umherirren des eigenen Denkens überwachen können«.

Eine Vergleichsstudie an der Universität Würzburg (Manikonda et al. 2008) hat die blutdrucksenkende Wirkung von kontemplativer Meditation in Kombination mit Atemtechniken auf stressbedingten Bluthochdruck nachgewiesen.

Eine deutliche Entspannung und eine verbesserte Stressresilienz und effizientere zerebrale Vernetzungen, sind schon nach wenigen Sitzungen nachweisbar (Tang et al. 2009).

Die Intuition und damit die Fähigkeit, schnell zu entscheiden, werden verstärkt. Es wird einfacher, sich in den Standpunkt eines anderen zu versetzen. Dies vereinfacht Gespräche in kritischen Situationen und das Coping wird besser gelingen. Zeit und Energie im Kampf um sinnlose Ziele werden nicht mehr verschwendet. Typische Stress- und Burnout-Symptome bilden sich

zurück. Das Individuum gewinnt mehr Zeit, als ihm jedes funktionale Zeitmanagement zu geben vermag (Krasner et al. 2009).

Durch die Veränderung des eigenen Verhaltens verändert sich auch das Verhalten des Umfeldes (Polenski 2010). Diese Erfahrung der Zen-Meditation konnte in dieser Studie nachgewiesen werden: Psychotherapeuten in Ausbildung hatten täglich mit einem Zen-Meister meditiert. Die Patienten dieser Therapeuten zeigten eine raschere Gesundung. Insbesondere konnten sie die ihrer Erkrankung zugrunde liegenden Faktoren besser wahrnehmen und Änderungen des Lebensstils einfacher umsetzen (Grepmair et al. 2007).

Meditation wirkt extrem ausgleichend, wenn Körper und Seele durch Dauerstress aus der Balance geraten ist. Die stressbedingte Schrumpfung des Hippocampus (☐ Abb. 4.5) kann wieder ausgeglichen werden (Hölzel et al. 2011). Unsere Scans zeigen einmal einen normal großen Hippocampus »Hippocampusnorm« (☐ Abb. 4.5) und einen geschrumpften Hippocampus »Hippocampusatroph« (☐ Abb. 4.6).

Die Amygdala verkleinert sich wieder, bei deutlich reduziertem Stressempfinden (Hölzel et al. 2010).

Auch die stressbedingten hormonellen Entgleisungen werden ausgeglichen (Newberg 2003, Martarelli 2011, Brand 2012).

Dauerstress führt ebenso zu einer vorzeitigen Alterung (Mohan 2011); auch hier greifen meditative Techniken regulierend ein. Gemeinsam mit körperlicher Aktivität werden Defizite auf zellulärer Ebene ausgeglichen.

Auch proentzündliche Mediatoren werden wieder normalisiert (Olivio 2009, Kiecolt-Glaser 2010).

Die Neurotransmitter Dopamin und Serotonin stehen vermehrt zur Verfügung (Newberg, 2003).

Die Aktivität der für die Zellteilung notwendige Telomerase erhöht sich sogar: ein Effekt, der sich durch Sport alleine nicht erreichen lässt. Hier wirkt insbesondere die stärker ausgeglichene Geisteshaltung. Die Kontrolle über das eigene Leben wird verbessert. Das Leben wird als sinnvoller empfunden (Jacobs 2011).

Vom Ich zu mir selbst – Was den Menschen in seinem Menschsein bewegt

Sie nähern sich der Überlegung, das Experiment Meditation zu wagen – aber wer meditiert da eigentlich? »Ich natürlich« sagen Sie. Die Spontanität der Antwort ist bereits ein Hinweis. 90% unseres Tages folgen wir immer wiederkehrenden, automatisierten Denk- und Verhaltensmustern und antrainierten Handlungsweisen. Wir tun das, was wir gerade tun, nicht mehr mit einem sekündlichen, allgegenwärtigen Bewusstsein. Wir folgen unserem inneren Autopiloten. Wenn Sie die Tastatur Ihres Rechners bedienen, denken Sie dann noch bewusst daran, warum Ihre Finger die jeweils richtige Taste berühren, sodass sinnvolle Wörter entstehen? Das unbewusste Handeln ist bis zu 30.000-mal schneller als die bewusste Abfolge von Geschehnissen, haben die Neurowissenschaften gezeigt. Würden sich Chirurgen bei jeder Routine-OP immer noch jeden einzelnen Handgriff vergegenwärtigen, würde jedes OP-Management verzweifeln. Automatisiertes Denken und Handeln hat seine Vorteile. Was aber, wenn Menschen immer wieder auf dieselben Verhaltensmuster setzen, obwohl die Situation jetzt ein anderes Verhalten erfordert? »Ich bin derjenige, der seine Aufgaben immer in absoluter Perfektion erfüllt«, sagen Sie (▶ Abschn. 3.4.5). Ihr manifestiertes Ich

aber ist zum Wandel und damit zur Entwicklung nicht fähig. Es dreht sich immer schneller um die eigene Achse. Wird dieses Ich dann auch noch vom Umfeld verkannt, sogar missachtet, können Gefühle wie etwa tiefe Kränkung die Herrschaft über unser Leben übernehmen.

Aus dem Klinikalltag: Die Klage über Wartezeiten

Der Leitende Oberarzt Stefan Meisner spürt den Zorn unaufhaltsam in sich aufsteigen. Schon wieder muss er auf das OP-Protokoll warten. An ihm jedenfalls liegen die verzögerten Abläufe nicht, er arbeitet jeden Tag weit über 12 Stunden. Ohne ihn würde hier alles zusammenbrechen. Und Kollege Maßmann wagt es auch noch, den Mund zu einem leicht spöttischen Lächeln zu verziehen, als Meisner in ziemlichem Tremolo den Schlendrian in diesem Haus beklagt. Meisner muss fast an sich halten, damit er Maßmann nicht den Finger vor Wut in die Brust bohrt.

Meisner hat ein »Ich« unermüdlicher Leistung und Arbeit kultiviert, »laboro ergo sum«, er zerreibt sich für die Klinik – und dann erfährt er noch nicht einmal eine angemessene Würdigung. Das verdichtete Handlungsmuster schafft den Stress der Ausweglosigkeit, des Gefangenseins im vermeintlich einzigen Ich. Meisners Fall zeigt, dass es Situationen gibt, in denen der Autopilot versagt. Dem handelnden Ich ist dies nicht bewusst – so wenig bewusst wie die Vielzahl an Ichs in uns selbst, die uns nicht selten widersprüchliche Handlungsanweisungen erteilen: »Ein Miteinander und Gegeneinander finden wir auch innerhalb des Menschen. Meistens haben wir mehrere Seelen in unserer Brust«, sagt der emeritierte Professor für Psychologe Friedemann Schulz-von Thun. Ihre Vernunft sagt Ihnen beispielsweise, dass Sie den komplizierten Fall, der auf Ihrem Schreibtisch liegt, am heutigen Abend sicher nicht mehr befriedigend werden lösen können. Sie haben einen langen anstrengenden Tag hinter sich und Ihr Auffassungsvermögen ist nicht mehr das frischeste. Der Perfektionist in Ihnen aber hält Sie in Ihrem Büro zurück – jedes Mal, wenn Sie die Mappe gerade zuklappen wollen: »Nein, das kann ich auch vor mir selbst nicht verantworten, eine Sache unfertig liegen zu lassen.«

» Jeder Mensch ist eine kleine Gesellschaft. Novalis, Georg Friedrich Phillip Freiherr von Hardenberg (1772–1801) «

Wie kann es Ihnen als Leitendem Arzt gelingen, Ihr inneres Gleichgewicht zu finden, um das für die jeweilige Situation adäquate Verhalten zu kultivieren? Im menschlichen Gehirn selbst streben 100 Mrd. Neuronen und Synapsen unablässig nach einem individuellen Gleichgewicht: »Auf einer sehr abstrakten Ebene versuchen alle Wesen eine innere Balance, die Homöostase herzustellen«, sagt der Emeritus der medizinischen Psychologie Ernst Pöppel.

Definition

Das Gesetz der **Homöostase** besagt, dass der Organismus zur Erhaltung eines dynamischen Gleichgewichts zwischen seinem Leistungsvermögen und den Anforderungen der Umwelt tendiert. Der Begriff Homöostase ist den griechischen Wörtern »homoios« (gleich, gleichartig) und »stasis« (stellen, erhalten) entlehnt, wörtlich übersetzt Gleichstellung oder frei Aufrechterhaltung.

Im menschlichen Bewusstsein ist es das Selbst, das das Gleichgewicht zwischen unseren Ichs, unseren Persönlichkeitsanteilen schafft. Was ist aber das Selbst? Die Suche nach dem Selbst wurzelt in einer ehrwürdigen Tradition der Geisteswissenschaften. In jedem Menschen gibt es eine »Uneinheitlichkeit des Ichs«, welche nicht nur Gegenstand moderner Bewusstseins- und Stress-

forschung ist, sondern z. B. auch ihren Ausdruck in den verschiedensten Richtungen der Philosophie und Psychologie (◻ Tab. 4.1) findet, von denen hier einige Modelle gelistet sind.

Definition

Ich-Anteil nennen wir alle *möglichen* Anteile des »Ichs« oder der »Person«, wie sie auszugsweise in ◻ Tab. 4.1 dargestellt sind.

Definition

Das **Selbst** ist eine übergreifende Instanz, welche u. a. über folgende Fähigkeiten verfügt:

- als innerer Beobachter Ortung, Organisation und Entwicklung der »Ich-Anteile«,
- Integration und Organisation des Individuums mit Umfeld und Zeit,
- Intuition (zur richtigen Zeit am richtigen Ort das Richtige tun).

Definition

Bewusstsein: Das Gegenwarts-, Wach- oder Alltagsbewusstsein verläuft in den Grenzen der Ich-Anteile. Die Entgrenzung aus diesem Bewusstsein führt zum Bewusstsein des Selbst. Unsere Haltungen und Handlungen können somit ihren Urheber haben im

1. Ich-Bewusstsein, welches sich der anderen Ich-Anteilen nicht bewusst ist, und im
2. Selbst-Bewusstsein, welches die Gesamtwahrnehmung oder der »holistische Blick« ist.

Fritz Perls, der Begründer der Gestalttherapie, versteht in der Unterscheidung zwischen Ich und Selbst das Selbst als umfassenden Prozess. Friedrich Nietzsche bevorzugt eine bildhafte Interpretation: »Das Selbst ist sich selbst verborgen. Von allen Schätzen wird der eigene zuletzt ausgegraben.« Der amerikanische Philosoph

4

Tab. 4.1	Richtungen der Philosophie und Psychologie zur Uneinheitlichkeit des Ichs	
Richtung bzw. Modell	**Hauptvertreter**	**Kernaussagen**
»Griechische Psychologie«	Platon	Schichtenmodell der Seele
Psychoanalyse	Sigmund Freud	Drei-Instanzen-Modell (Ich – Über-Ich – Es)
Spirituelle Psychologie	Rudolf Steiner	Doppelgänger(wesen)
Analytische Psychologie	Carl Gustav Jung	Schatten, Subpersönlichkeiten
Gestalttherapie bzw. -psychologie	Fritz Perls bzw. Max Wertheimer	Gestalten
Psychodynamisches Modell	u.a. Harald Schultz-Hencke	Antreiber(Libido), Meider (Destrudo)
Psychosynthese	Roberto Assagioli	Subpersonen
Verhaltenstherapie	u.a. Hans Eysenck	Programme, Muster, Zwänge, Phobien
Transaktionsanalyse	Eric Berne	Rackets
Primärtherapie	Arthur Janov	Irreale Selbstanteile
Persönlichkeitsmodell	Friedemann Schulz-von Thun	Ich-Anteile

und Psychologe William James (1842–1910) unterschied das erkennende Selbst (»self as knower«, »I«, »pure ego«) vom erkannten Selbst (»self as known«, »me«, »empirical ego«).

Das Selbst als Regulator, als Manager kann im inneren Dialog die Ich-Anteile würdigen und dadurch einen Freiraum für neue Gewichtungen und mögliche Wandlungen schaffen. Der Begriff des Selbstmanagement gewinnt in dieser Interpretation eine neue, eine tiefere Bedeutung.

Was ist Selbstmanagement?
Begriffe wie Selbstregulation, Selbstführung, Selbstmanagement kennzeichnen das Bestreben des Menschen, sein inneres Gleichgewicht wiederzuerlangen.
- Die erste Generation des Selbstmanagements ist gekennzeichnet durch die Regulierung des Außen, durch das Einteilen von Arbeitszeit sowie das Setzen von Prioritäten (▶ Abschn. 4.2).
- Die zweite Generation richtet ihr Augenmerk nach innen, auf Werte und persönliche Ziele in diesem Leben. »Die Menschen wollen für einen Zweck arbeiten,

nicht einfach nur für ihren Lebensunterhalt« (Mihaly Csikszentmihalyi).
- Die dritte Generation spannt den Bogen, begutachtet Situationen und das Erfordernis des sich Verhaltens zu den Situationen (▶ Abschn. 4.3) auf Basis eines umfassenden Verständnisses des Selbst und den hieraus resultierenden Gewichtungen in der Anwendung von Strategien.

Das Nachdenken über den Menschen in seiner inneren Vielfalt und die Suche nach einem Selbst sind Ausweise der kulturellen Entwicklung und Reife des menschlichen Geistes – und keine vertane Zeit in einer Welt der Eile. »Das Potenzial der Richtungsänderung ist eine besondere, hohe Fähigkeit des Menschen, das große Privileg menschlichen Seins« (Polenski 2010). Vielleicht wird Ihnen bewusst, dass die Führungsverantwortung, die Sie als Chefarzt haben (Hollmann 2012), Ihnen eher Last als Lust ist? Vielleicht fühlen Sie Ihre eigentliche Berufung eher darin, in der Forschung tätig zu sein? Jetzt ist Ihr Selbst am Zug, Ihr innerer Beobachter, der das Terrain der Möglichkeiten sondiert, die Sie in sich selbst vorhalten und Ihr innerer Gestalter, der möglicherweise neue Gewichtungen in Ihrer inneren Ausrichtung setzt. Ihr Selbst ist der Meditierende, der sich in den Prozess der Transformation begibt – um des Gewinnes willen, dass Sie die Dinge leben, die Ihnen wirklich etwas bedeuten.

» Ich habe mein kleines Ich weggeworfen und die ganze Welt gewonnen. Zen-Spruch «

Was ist das Ziel von Meditation? Zentrale Aspekte in einem Erkenntnisprozess

Die Befreiung des Menschen aus den Verstrickungen des Alltags ist das Ziel der Meditation. In diesem Prozess des Erkennens können Sie die Potenziale, die Stärken in sich selbst entdecken, die es Ihnen möglich machen, den immensen Anforderungen Ihres Klinikalltags mit Gelassenheit zu begegnen. Sie gewinnen Freiräume, zu erkennen, was da gerade geschieht, in Ihrem Umfeld, in Ihnen selbst, Dinge zu verändern oder auch zu akzeptieren, was nicht zu ändern ist.

» Gleichmut ist das vollkommen, unerschütterliche Ebenmaß des Gemütes, wurzelnd in Erkenntnis. Buddhistische Texte «

In seinem Buch »Die Linie im Chaos« beschreibt Hinnerk Polenski die verschiedenen Stadien und Ziele der Zen-Meditation: Im Prozess des Erkennens bleiben Ihnen auch die Schwachstellen in Ihrer Persönlichkeit nicht verborgen. Diese »mit Gleichmut und großer Klarheit zu betrachten« (Polenski 2010) und als einen Teil Ihrer selbst zu akzeptieren, ermöglicht Ihnen Gelassenheit im Umgehen mit den Urteilen anderer und ein Kanalisieren Ihrer Energien in Vorhaben, die wirklich wichtig sind. Insbesondere die Zen-Meditation hat eine lange Tradition als Training für Führungskräfte. In der Stille der Meditation lassen Sie das analytische Denken los und ge-

winnen Klarheit über Ihr eigenes Wesen. Unruhe und Anspannung reduzieren sich, dies wirkt sich auf Ihre Handlungssouveränität als Führungskraft aus.

» Ist der Geist still, wird die Welt wahr. Laotse «

Achtsamkeit ist eine zentrale Technik von Meditation. Im westlichen Kulturverständnis verwechseln wir Achtsamkeit nicht selten mit Aufmerksamkeit auf bestimmte Ereignisse. Achtsamkeit aber bedeutet ein tieferes Schauen auf die Dinge und auf die Menschen, die uns umgeben, auf die Haltung, mit der ich meinem Umfeld begegne und auf uns selbst. Oft haben wir verlernt, achtsam zu sein, weil andere Dinge vermeintlich wichtiger, drängender sind. Haben wir es uns zur Gewohnheit gemacht, nicht in uns hineinzuhorchen, sind wir irgendwann die Gewohnheit selbst. In der Meditation lassen wir die Dinge, die uns dort begegnen, ziehen, wir halten sie nicht fest und folgen ihnen nicht – wie es in der Aufmerksamkeit geschieht.

» Ich bin in der Meditation ein großer Berg, Gedanken sind Wolken die an mir vorüberziehen. Aus der Zen-Meditation «

Meditation ist immer eine zutiefst körperliche Erfahrung. In einigen Techniken richtet sich allerdings die Achtsamkeit vollkommen auf den Körper (etwa im Feldenkrais oder in der Progressiven Muskelrelaxation). Die Achtsamkeitsprozesse beginnen an gegensätzlichen Polen, berühren sich dann und erzeugen eine Einheit geistig-seelischer Prozesse. Sie berühren das Selbst und unser Sein in dieser Welt.

Zum Abschluss dieses Kapitels gewinnen Sie eine ersten Eindruck von Meditation mit einer Übung zur Atemtechnik. Atemtechniken sind Wesensbestandteil aller Meditationsformen und können das Empfinden einer inneren Berührung mit dem Selbst bewirken. Auf den ersten Blick scheint die kleine Übung sehr einfach, aus

Erfahrung wissen wir: An nichts zu denken, ist die höchste Kunst, hier gewinnt man die größte Freiheit und Klarheit. Chefärzte, die die Erfahrung des Nicht-Denkens tiefer begreifen möchten, finden Inspiration im neuen Buch von Zen-Meister Hinnerk Polenski »Hör auf zu denken, sei einfach glücklich«.

Atemübung als Meditationstechnik
Sie atmen ein, Sie atmen aus, Sie betrachten das Ein- und Ausatmen als einen Vorgang, den Sie zählen. Ich atme ein und aus: Eins; ich atme ein und aus: Zwei; ich atme ein und aus: Drei. Sie zählen bis Zehn und beginnen von vorn – ohne dass ein Gedanke das Zählen stört. Einzig das Zählen zählt. In dem Moment, in dem ein anderer Gedanke (»ich muss in 10 Minuten zur Visite«) Ihren Zählfluss unterbricht, beginnen Sie von vorne. Zwei weitere Meditationsübungen finden Sie in ▶ Kap. 5.

» Dieser jetzige Moment ist der einzige und der ewige. Es ist dieser Schnittpunkt von Zeit und Raum, den wir ganz direkt im Zazen (sitzen in Kraft und Stille) erleben können. Shodo Harada Roshi **«**

4.5 Conclusio – Gelassenheit in einem fordernden Umfeld

Unerschütterliche Gelassenheit gilt im Westen wie im Osten als Zeichen großer persönlicher Reife und als Führungsideal. Gelassenheit ist nicht durch das Studium philosophischer Schriften zu erreichen, es bedarf der kontinuierlichen Entwicklung der eigenen Potenziale. In der Meditation erfahren Sie den Augenblick ohne Zweck. Dies gibt dem Leben einen tieferen Sinn und reduziert das Empfinden des »Geworfenseins« in diese Welt (Heidegger), das ein entscheidender Treiber von Alltagsstress ist. Wenn Sie mit sich im Reinen, in Ihrer Mitte sind, können Sie die Stressoren des Klinikalltags nicht mehr im Kern treffen. Dies ist die starke, stresssenkende Wirkung der Meditation. Klarheit und Gelassenheit sind Führungstools, die Ihr Handeln strukturieren und auch für andere wahrnehmbar sind.

4.6 Das Interview: »Wichtig sind regelmäßige, ritualisierte Termine mit sich selbst«

Dr. med. Dietmar Hansch (Klinik Wollmarshöhe) im Gespräch mit Prof. Dr. med. Angela Geissler und Jens Hollmann

◆ Sie sind eine der führenden Privatkliniken für Psychosomatik, Depressionen, Angsterkrankungen und Burnout. Das Gros Ihrer Patienten sind Verantwortungsträger aus der Wirtschaft. Wie ist es dazu gekommen, dass Sie explizit Kurzzeittherapien anbieten?

→ Gerade bei der Zielgruppe der Berufstätigen in führenden Positionen sind lange Auszeiten nicht möglich. Da ist der Konkurrenzdruck zu hoch. Das ist auch für Leitende Ärzte ein wichtiges Kriterium.

◆ Avisieren Sie diese Zielgruppe für die Kurzzeittherapie? Und gibt es hier spezifische Indikationen für einen Burnout?

→ Wir erwägen, ein ärztespezifisches Angebot zu entwickeln. Das ist insgesamt noch ein recht unerschlossenes Forschungsgebiet.

◆ Ist es ein besonderes Therapeut-Patienten-Verhältnis, wenn Ärzte Ärzte behandeln?

→ Das kann man so sagen. Allein die Rolle des Kranken zu akzeptieren und dann auch noch mit einem »Psychodoc« konfrontiert zu werden – da gibt es noch große Hürden.

◆ Wird ein ärztlicher Psychotherapeut von Ärzten eher akzeptiert als ein psychologischer Psychotherapeut?

→ Da habe ich spontan keine Antwort parat. Wichtig ist aus meiner Sicht der partnerschaftliche Ansatz. Wenn es passt, stelle ich mich auch selbst als Modell zur Verfügung und berichte, wie ich selbst mit Belastungen und Problemen umgehe.

♦ In der wissenschaftlichen Diskussion wird zwischen 5 bis 9 Burnout-Phasen unterschieden. In welcher Phase vorrangig kommen die Klienten zu Ihnen?

➜ Mit unserer Kurzzeittherapie zielen wir speziell auf Patienten in frühen Stadien, die nach 1 bis 2 Wochen psychophysisch so erholt sind, dass sie von unserem durchaus anspruchsvollen Therapieprogramm profitieren können. Zum Abschluss nach 4 Wochen ist dann oft eine ca. 90%ige Regeneration erreicht. Das ist für einen nachhaltigen Erfolg ausreichend, wenn sich der Umsetzung im Alltag nicht besondere Probleme in den Weg stellen.

» Die Rückfallquote ist umso höher, je höher der Persönlichkeitsanteil am Burnout war. «

♦ Erfahren Sie vom weiteren Verlauf des Genesungsprozesses auch im postklinischen Stadium?

➜ Nach Entlassung bieten wir den Patienten eine poststationäre Betreuung an, wahlweise in Form ambulanter Termine vor Ort, als Telefontermin oder per E-Mail. Sofern es dem Patienten gelingt, zeitnah zur Entlassung eine objektive Teilentlastung zu organisieren, ist der Verlauf sehr gut. Die ersten 4 bis 6 Wochen nach Entlassung sind die schwierigsten. Wenn unsere Patienten nach 3 bis 6 Monaten eine neue Balance gefunden haben, ist die Gefahr eines Rückfalls niedrig. Die Rückfallquote ist umso höher, je höher der Persönlichkeitsanteil am Burnout war.

♦ Wie gelingt der Transfer des hier Erlernten in den fordernden Berufsalltag, wie kann es zu einer Verstetigung von Bewältigungsstrategien anspruchsvoller Situationen kommen?

➜ Ein wichtiges Tool hierfür sind regelmäßige, ritualisierte »Termine mit sich selbst« – nach Möglichkeit jeden Morgen und Abend. Nach Absprache kontrollieren wir die Einhaltung per Internet, bis die Gewohnheit stabil ist. Hilfreich ist auch ein soziales Commitment, unterstützende Absprachen mit Familienmitgliedern oder Freunden bis hin sogar zu einem wechselseitigen Coaching der Patienten untereinander nach Entlassung.

♦ Welche Denk- und Handlungsfallen beschleunigen aus Ihrer Sicht die Gefahr eines Rückfalls? (*Frage Geissler*)

➜ In erster Linie das Zurückfallen in alte Gewohnheiten. Die »Termine mit sich selbst« sollen die Alltagsvollzüge unter mehr reflektierte Bewusstheit stellen. Aber auch das Streben nach Statussymbolen kann den Rückfall beschleunigen. Hier gilt es, kritische Distanz aufzubauen, denn die moderne Lebenszufriedenheitsforschung zeigt, dass diese Dinge nicht zu nachhaltiger Lebenserfüllung führen. Hier gilt es, andere Quellen guter Gefühle in sich aufzubauen: Muße, Kontemplation und Freude an geistig-kulturellen Inhalten. Wenn eine objektiv sehr schwierige Lebenssituation das »Alles oder Nichts« fordert und die eigene Gesundheit auf dem Spiel steht, kann auch ein radikaler Schnitt richtig sein: z. B. das Haus verkaufen oder den Arbeitgeber wechseln – wer loslässt, hat zwei Hände frei.

» Wir versuchen, unsere Klienten mit dem Virus »Freude an der Selbstentwicklung« zu infizieren. «

♦ Den wenigsten gelingt allerdings ein so tiefgehender Umbau ihrer inneren Anreizlandschaft. Ist dies nicht auch ein gesellschaftliches und nicht nur ein individuelles Phänomen?

➜ Tatsächlich stabilisiert unsere konsumistische Leistungsgesellschaft teilweise Wertvorstellungen, die weder der Lebenszufriedenheit noch der Gesundheit zuträglich sind. Nicht umsonst sind heute sogar in den etablierten Wirtschaftswissenschaften Bemühungen im Gange, Wachstum und Wohlstand mehr qualitativ im Sinne eines Beitrags zu wirklicher Lebenszufriedenheit zu definieren. Gerade auch wir Ärzte und Psychotherapeuten sollten uns hier mit unserer Expertise einbringen und diese Bemühungen unterstützen.

♦ Wenn ich als Chefärztin meine Kollegen beobachte, sehe ich, dass nur wenige den Mut haben, andere Modelle der Lebenszufriedenheit zu erproben. Ihren Patienten hier in der Kurzzeittherapie erschließen sich neue Perspektiven, vielleicht sogar eine Transformation des Bewusstseins und ihrer Lebenswerte. Wie kann es gelingen, dass Menschen, wenn sie erst einmal zurück sind im fordernden Berufsalltag, dieses Bewusstsein beibehalten? (*Frage Geissler*)

→ So umfassend wird das nur in eher wenigen Fällen gelingen. Wir versuchen, unsere Klienten mit dem Virus »Freude an der Selbstentwicklung« zu infizieren. Diese Innendimension ist unserer Kultur fast völlig verloren gegangen. Es gab sie aber bereits in Form der antiken Philosophie, insbesondere der Stoa. Auch zum Buddhismus gibt es interessante Bezüge. Ich versuche, diese Lebenskunstsysteme in der Sprache unserer modernen Wissenschaftskultur zu reformulieren

♦ Gibt es aus Ihrer Sicht Burnout-Persönlichkeiten, Persönlichkeitsstrukturen und Lebenserfahrungen, die das Burnout-Risiko erhöhen?

→ Bei den »Big Five« sind es insbesondere die Dimensionen Neurotizismus und Gewissenhaftigkeit, die mit Burnout korrelieren, und allgemeinsprachlich Eigenschaften wie hohes Pflicht- und Verantwortungsbewusstsein, Idealismus oder auch Warmherzigkeit. Speziell wir Ärzte sind ja oft mit dem Dilemma von Aufgaben kon-

frontiert, die zugleich existenziell und unlösbar sind: Einerseits geht es um Wohlbefinden oder gar das Leben von Menschen und andererseits sind viele Krankheiten nicht oder schlecht heilbar. Wer sich ein reifes philosophisches Weltbild erarbeitet hat, wird eher anerkennen, dass Leiden und Sterben Teil des Weltenlaufs sind.

♦ Das wäre im Gegensatz zum mechanistischen Weltbild ein Verständnis der Welt als Holarchie, als systemisches Geschehen: Es gibt Bereiche der Welt, die sich eigendynamisch entwickeln, auf die ich keinen direkt prägenden Einfluss nehmen kann. Ein solches inneres Verständnis steigert die Akzeptanz der Abläufe.

>> Es ist wichtig, mehr Autonomie bezüglich der eigenen Gefühls- und Verhaltensreaktionen zu gewinnen. «

♦ Mir ist hier noch einmal der Neurotizismus wichtig. (*Anm. Geissler*) Fraglos ist diese besondere Empfindsamkeit für neue Eindrücke ein Gefährdungsmoment für Burnout. Zugleich aber ist Sensibilität eine wichtige Variable bei der Frage, wie offen und veränderungsbereit Menschen sind. Wenn Stress im System ist, werden genau diese Menschen kollabieren, die man für die erforderlichen Veränderungsprozesse braucht. Die genetische Disposition im limbischen System lässt sich zwar abtrainieren …

→ … aber oft sind es dann eigentlich gute Eigenschaften, die man gar nicht wegtherapieren will, …

♦ … da liegt die Pathologie dann wieder im gesellschaftlichen Kontext. Aber zurück zu den Werkzeugen und Übungen, die Sie Ihren Patienten für den Berufsalltag mitgeben?

→ Grundsätzlich plädieren wir für einen integrativen, ressourcenorient salutogenetischen Ansatz: Welche Grundfaktoren stärken die Psychohygiene? Die tiefenpsychologischen Richtungen, aber auch die modernen Verhaltenstherapien sind immer noch zu pathogenetisch-defektorientiert aufgestellt, etwa wenn sie primär nach dysfunktionalen Glaubenssätzen suchen. Der von mir an dieser Klinik entwickelte Ansatz einer positiv-edukativen Verhaltenstherapie ist konsequent salutogenetisch orientiert. Mit multimodalen und multimedialen Methoden versuchen wir das Wissen und die Kompetenzen aufzubauen, die für eine effektive Selbstführung und einen förderlichen Umgang mit Stress und psychosomatischen Funktionsstörungen erforderlich sind. Das betrifft Inhalte wie,

– sich der Lücke zwischen äußerem Reiz und innerer Reaktion bewusster zu werden, um mehr Autonomie bezüglich der eigenen Gefühls- und Verhaltensreaktionen zu gewinnen,

– positive Momente durch Achtsamkeit zu verstärken und negative Momente durch förderliche Geisteshaltungen abzuschwächen,

– sich haltgebende positive Prinzipien und Werte zu erarbeiten und

– vielfältigste Teufelskreismechanismen zu erkennen und z. B. mit paradoxen Techniken zu unterbrechen.

» Bei der Diagnose Burnout ist mehr als bei allen anderen Diagnosen der salutogenetische Ansatz gefordert. «

♦ Noch gibt es keine Leitlinien zum Burnout, initiieren Sie mit Ihrem Ansatz ein neues Grundverständnis? (*Frage Geissler*)

→ Da berühren Sie eine derzeit sehr hitzig geführte Diskussion. Nicht wenige Kollegen vertreten ja die Auffassung, dass Burnout ein Modephänomen sei – im Kern handele es sich dabei um Depressionen. Die Frage, ob es Burnout wirklich gibt oder nicht, ist falsch gestellt. Die korrekte Frage lautet: Ist es sinnvoll und förderlich, jene Untergruppe von Depressionen, bei denen der Ursachenschwerpunkt in psychisch belastenden, sozialen und berufsbezogenen Umständen liegt, mit einem eigenen Diagnose-Label zu versehen? Wir sollten die Diagnose Burnout zur ordentlichen Krankheitsdiagnose aufwerten, denn die Psychosomatik impliziert ein ganzheitliches Denken und umfasst immer auch die psychosoziale Dimension. Wenn wir als Ärzte und Therapeuten das zum Thema machen wollen – und das gehört zu unseren ärztlichen Pflichten – dann brauchen wir dafür die entsprechenden Begriffe und Diagnosen. Wir dürfen die sozialkritische Dimension, die Psychotherapie traditionell lange hatte, nicht völlig im naturwissenschaftlichen Mindset verschwinden lassen.

♦ Und wenn es eine »ordentliche Diagnose« gibt, dann sollte es auch ordentliche Leitlinien geben. Was könnten Sie hierzu beitragen? (*Frage Geissler*)

→ Ich bin der Überzeugung, dass bei der Diagnose Burnout mehr als bei allen anderen Diagnosen der salutogenetische Ansatz gefordert ist. Die positiv-edukative Verhaltenstherapie ist dafür in hohem Maße geeignet. Die Stärkung der eben genannten salutogenetischen Grundmomente gehört in die Behandlung einer jeden psychischen Störung, besonders aber in die Therapie des Burnout-Syndroms. Dies sollte nach meiner Überzeugung wichtiger Bestandteil von künftigen Leitlinien sein.

Selbstüberprüfungen und Meditationsübungen

In diesem Kapitel finden Sie Fragebögen, die Sie kopieren können und die Ihnen als Vorlage für Ihre Überlegungen dienen. Sie finden hier auch Tests mit Auswertungen, die Sie selbst vornehmen können und zwei Übungen zur Meditation.

5.1   Checkliste – Diagnostizieren Sie Ihre Klinik!

In ▶ Kap. 2 haben Sie Ihren Arbeitsplatz Klinik diagnostiziert: Welchen Stellenwert genießen in Ihrer Klinik Ihre Gesundheit, Leistungskraft und Leistungsfreude als Leitender Arzt?

5.2   Checkliste – Setzen Sie Prioritäten!

In ▶ Abschn. 4.2 haben wir das Management der Situation nach dem Pareto-Prinzip betrachtet: Arbeitsaufwand und Arbeitserfolg stehen im Verhältnis 80 zu 20. Überprüfen Sie hier Ihre Aufgaben im Klinikalltag.

5.3   Checkliste – Zeitmanagement nach Eisenhower!

In ▶ Abschn. 4.2.2 haben Sie die Eisenhower-Matrix kennengelernt. Überprüfen Sie hier die Wichtigkeit und Dringlichkeit Ihrer Aufgabenbereiche.

5.4   Test – Wer sind Ihre inneren Antreiber?

Das Copyright für diesen im Folgenden dargestellten Test ist uns freundlicherweise von »Die Coachin Ines Sonntag« (www.die-coachin.de)

erteilt worden. Von Ines Sonntag wurde auch der umrahmende Begleittext erstellt (s. unten). In ▶ Abschn. 3.4.5 haben wir die inneren Antreiber beschrieben.

▪   Antreiber-Test

Das Modell innerer Antreiber kommt aus der Transaktionsanalyse, die darunter elterliche Forderungen versteht, mit denen konventionelle, kulturelle und soziale Vorstellungen verbunden sind. Als Eltern-Gebote haben diese Botschaften für Kinder einen Absolutheitscharakter, der nicht angezweifelt wird, denn ihre Nichteinhaltung könnte zur Folge haben, nicht mehr geliebt zu werden. Erst im Erwachsenenalter haben wir die Möglichkeit zu erkennen, dass es Alternativen zu den elterlichen Botschaften gibt. Zu diesem Zeitpunkt haben sich diese Botschaften jedoch schon stark im Unterbewusstsein verankert. Unbedacht versuchen wir daher auch als Erwachsene, im Privat- wie im Berufsleben die Forderungen der Gebote zu erfüllen, als ob wir unter einem geheimen Zwang ständen.

Mit Hilfe des nachfolgenden Tests können Sie Ihre Ausprägung der einzelnen Antreiber herausfinden. Stark ausgeprägte Antreiber (ab ca. 30 Punkten) können eine Eigendynamik entwickeln, sie kontrollieren immer stärker die innere Einstellung und das Verhalten: Man treibt sich selbst immer stärker an, um zu mehr Erfolg und Anerkennung zu kommen, erreicht aber eher nur mehr Stress (bei sich und anderen) und damit das Gegenteil von dem, was man sich erhofft. Über einer Höhe von ca. 40 Punkten können sich Antreiber sogar gesundheitsgefährdend auswirken.

Beantworten Sie die Aussagen dieses Tests mit Hilfe der Bewertungsskala (1–5), so wie Sie sich im Moment in Ihrer Berufswelt selbst sehen.

◻ Tab. 5.1 Checkliste – Diagnostizieren Sie Ihre Klinik!

Fragestellung	Ihre Notizen
Gibt es in Ihrer Klinik Mitarbeiterbefragungen? Und werden die Ergebnisse kommuniziert?	
Werden von der Klinikdirektion Ziele gemeinsam mit ihnen gesetzt, regelmäßig kontrolliert und rückgemeldet?	
Werden gute Leistungen anerkannt und ist Wertschätzung ein Bestandteil der Unternehmenskultur	
Wird eine Eigeninitiative von Mitarbeitern, etwa für prozessuale Abläufe, gefördert? Und haben konstruktive Denker eine Chance?	
Werden ärztliche Verantwortungsträger als wichtige Partner in strategische Entscheidungen der Klinikleitung eingebunden?	
Werden Kennzahlen der strategischen Entwicklung kommuniziert und sind sie für die Mitarbeiter transparent?	
Wird in Konflikten und schwierigen Situationen kommunikative Supervision angeboten und werden fachkundige Mediatoren eingesetzt?	
Ist es in Ihrer Klinik selbstverständlich, dass die Führungskräfte aller drei Berufsgruppen in überfachlicher Führungskompetenz geschult werden (Teamentwicklung, Konfliktbewältigung)?	
Werden Maßnahmen der Gesundheitsförderung kostenfrei angeboten (Gesundheitschecks, Bewegungsaktivitäten)?	
Werden bezüglich Ihrer Work-Life-Balance Unterstützungsprogramme angeboten?	
Können Sie sich vorstellen, Ihre aktuelle Tätigkeit bei gleichbleibender Belastung auch noch in 5 bis 10 Jahren in bestem Gesundheitszustand und mit voller Arbeitsfähigkeit und -freude auszuüben?	

◻ Tab. 5.2 Checkliste – Setzen Sie Prioritäten!

Fragestellung	Ihre Notizen
Muss diese Arbeit erledigt werden?	
- Was geschieht, wenn sie nicht erledigt wird?	
- Bringt mich diese Arbeit meinen Zielen näher?	
- Mache ich diese Arbeit nur aus Routine?	
Muss ich diese Arbeit selbst tun?	
- Habe ich Mitarbeiter, denen ich diese Aufgabe delegieren kann?	
- Haben diese die notwendigen Kompetenzen?	
- Bin ich bereit, die Mitarbeiter ausreichend zu unterweisen?	
Muss ich diese Arbeit so tun wie ich es bisher getan habe?	
- Ist dies der rationalste Weg?	
- Muss ich diese Arbeit so exakt und ausführlich erledigen wie ich es gewohnt bin?	
- Muss ich sie überhaupt jetzt und in diesem Umfang erledigen	

▫ **Tab. 5.3** Checkliste – Zeitmanagement nach Eisenhower!	
Aufgabentypus	**Zu erledigen (Ihre Notizen)**
A – wichtig und dringlich	
B – wichtig, aber weniger dringlich	
C – nicht wichtig, aber dringlich	
P – Papierkorb, Mut zur Lücke!	

■ **Test – Wer sind Ihre inneren Antreiber?**

■ ■ **Bewertungsskala**

Die Aussage trifft auf mich in meiner Berufswelt zu:

▬ 1 – gar nicht

▬ 2 – kaum

▬ 3 – etwas

▬ 4 – ziemlich

▬ 5 – voll und ganz

Kreuzen Sie bei jeder Formulierung den für Sie passenden Zahlenwert an.

Bitte antworten Sie spontan und »erraten« Sie nicht was richtig sein könnte.

1.	Wenn ich eine Arbeit mache, dann mache ich sie gründlich.	1 - 2 - 3 - 4 - 5
2.	Ich fühle mich verantwortlich, dass diejenigen, die mit mir zu tun haben sich wohl-fühlen.	1 - 2 - 3 - 4 - 5
3.	Ich bin ständig auf Trab.	1 - 2 - 3 - 4 - 5
4.	Wenn ich raste, roste ich.	1 - 2 - 3 - 4 - 5
5.	Anderen gegenüber zeige ich meine Schwächen nicht gerne.	1 - 2 - 3 - 4 - 5
6.	Häufig gebrauche ich den Satz: »Es ist schwierig, etwas so genau zu sagen«.	1 - 2 - 3 - 4 - 5
7.	Ich sage oft mehr, als eigentlich nötig wäre.	1 - 2 - 3 - 4 - 5
8.	Ich habe Mühe, Leute zu akzeptieren, die nicht genau sind.	1 - 2 - 3 - 4 - 5
9.	Es fällt mir schwer, Gefühle zu zeigen.	1 - 2 - 3 - 4 - 5
10.	»Nur nicht lockerlassen«, ist meine Devise.	1 - 2 - 3 - 4 - 5
11.	Wenn ich eine Meinung äußere, begründe ich sie.	1 - 2 - 3 - 4 - 5
12.	Wenn ich einen Wunsch habe, erfülle ich ihn mir schnell.	1 - 2 - 3 - 4 - 5
13.	Ich liefere einen Bericht erst ab, wenn ich ihn mehrere Male überarbeit habe.	1 - 2 - 3 - 4 - 5
14.	Leute, die »herumtrödeln«, regen mich auf.	1 - 2 - 3 - 4 - 5
15.	Es ist für mich wichtig, von anderen akzeptiert zu werden.	1 - 2 - 3 - 4 - 5
16.	Ich habe eher eine harte Schale, aber einen weichen Kern.	1 - 2 - 3 - 4 - 5
17.	Ich versuche oft herauszufinden, was andere von mir erwarten, um mich danach zu richten.	1 - 2 - 3 - 4 - 5
18.	Leute, die unbekümmert in den Tag hineinleben, kann ich nur schwer verstehen.	1 - 2 - 3 - 4 - 5
19.	Bei Diskussionen unterbreche ich die anderen oft.	1 - 2 - 3 - 4 - 5
20.	Ich löse meine Probleme selbst.	1 - 2 - 3 - 4 - 5
21.	Aufgaben erledige ich möglichst rasch.	1 - 2 - 3 - 4 - 5

22.	Im Umgang mit anderen bin ich auf Distanz bedacht.	1 - 2 - 3 - 4 - 5
23.	Ich sollte viele Aufgaben noch besser erledigen.	1 - 2 - 3 - 4 - 5
24.	Ich kümmere mich persönlich auch um nebensächliche Dinge.	1 - 2 - 3 - 4 - 5
25.	Erfolge fallen nicht vom Himmel, ich muss sie hart erarbeiten.	1 - 2 - 3 - 4 - 5
26.	Für dumme Fehler habe ich wenig Verständnis.	1 - 2 - 3 - 4 - 5
27.	Ich schätze es, wenn andere meine Fragen rasch und bündig beantworten.	1 - 2 - 3 - 4 - 5
28.	Es ist mir wichtig, von anderen zu erfahren, ob ich meine Sache gut gemacht habe.	1 - 2 - 3 - 4 - 5
29	Wenn ich eine Aufgabe einmal begonnen habe, führe ich sie auch zu Ende.	1 - 2 - 3 - 4 - 5
30.	Ich stelle meine Wünsche und Bedürfnisse zugunsten der Bedürfnisse anderer Personen zurück.	1 - 2 - 3 - 4 - 5
31.	Ich bin anderen gegenüber oft hart, um von ihnen nicht verletzt zu werden.	1 - 2 - 3 - 4 - 5
32.	Ich trommle oft ungeduldig mit den Fingern auf den Tisch (ich bin ungeduldig).	1 - 2 - 3 - 4 - 5
33.	Beim Erklären von Sachverhalten verwende ich gerne die klare Aufzählung: Erstens…., zweitens…., drittens.	1 - 2 - 3 - 4 - 5
34.	Ich glaube, dass die meisten Dinge nicht so einfach sind, wie viele meinen.	1 - 2 - 3 - 4 - 5
35.	Es ist mir unangenehm, andere Leute zu kritisieren.	1 - 2 - 3 - 4 - 5
36.	Bei Diskussionen nicke ich häufig mit dem Kopf.	1 - 2 - 3 - 4 - 5
37.	Ich strenge mich an, um meine Ziele zu erreichen.	1 - 2 - 3 - 4 - 5
38.	Mein Gesichtsausdruck ist eher ernst.	1 - 2 - 3 - 4 - 5
39.	Ich bin nervös.	1 - 2 - 3 - 4 - 5
40.	So schnell kann mich nichts erschüttern.	1 - 2 - 3 - 4 - 5
41.	Meine Probleme gehen die anderen nichts an.	1 - 2 - 3 - 4 - 5
42.	Ich sage oft: »Tempo, Tempo, das muss rascher gehen!«	1 - 2 - 3 - 4 - 5
43.	Ich sage oft: »genau«, »exakt«, »logisch, »klar« u. Ä.	1 - 2 - 3 - 4 - 5
44.	Ich sage oft: »Das verstehe ich nicht …«	1 - 2 - 3 - 4 - 5
45.	Ich sage gerne: »Könnten Sie es nicht einmal versuchen?« und sage nicht gerne: »Versuchen Sie es einmal.«	1 - 2 - 3 - 4 - 5
46.	Ich bin diplomatisch.	1 - 2 - 3 - 4 - 5
47.	Ich versuche, die an mich gestellten Erwartungen zu übertreffen.	1 - 2 - 3 - 4 - 5
48.	Ich mache manchmal zwei Tätigkeiten gleichzeitig.	1 - 2 - 3 - 4 - 5
49.	»Die Zähne zusammenbeißen« heißt meine Devise.	1 - 2 - 3 - 4 - 5
50.	Trotz enormer Anstrengungen will mir vieles einfach nicht gelingen.	1 - 2 - 3 - 4 - 5

■■ Auswertung

Zur Auswertung des Fragebogens übertragen Sie bitte Ihre Bewertungen für jede entsprechende Frage auf den folgenden Auswertungsbogen.

Zählen sie die Bewertungszahlen anschließend pro Block zusammen.

»Sei perfekt«

Fragen: 1__ 8__ 11__ 13__ 23__ 24__ 33__ 38__ 43__ 47__ total: ___

»Mach schnell«

Fragen: 3__ 12__ 14__ 19__ 21__ 27__ 32__ 39__ 42__ 48__ total: ___

»Streng dich an«
Fragen: 4__ 6__ 10__ 18__ 25__ 29__ 34__ 37__
44__ 50__ total: ____

»Mach es allen recht«
Fragen: 2__ 7__ 15__ 17__ 28__ 30__ 35__ 36__
45__ 46__ total: ____

»Sei stark«
Fragen: 5__ 9__ 16__ 20__ 22__ 26__ 31__ 40__
41__ 49__ total: ____

Ergebnis:
- bis 30 Punkte: förderlich
- ab 30 Punkte: mögliche Leistungsbeeinträchtigung
- ab 40 Punkte: möglicherweise gesundheitsgefährdend

- **Antreibertest – Innere Glaubenssätze und »Erlauber«**

Sei perfekt
- Innerer Glaubenssatz: »Ich muss alles noch besser machen, es ist nie gut genug.«
- Erlauber: »Ich darf Fehler machen und aus ihnen lernen. Es können manchmal auch 90% genügen.«

Mach schnell
- Innerer Glaubenssatz: »Ich muss schnell sein, sonst werde ich nicht fertig.«
- Erlauber: »Ich darf mir Zeit nehmen und auch Pausen machen. Manches darf auch länger dauern.«

Streng dich an
- Innere Glaubenssätze: »Ich muss mich immer anstrengen, egal wobei.« «Das Leben ist hart.« »Ohne Fleiß kein Preis.«
- Erlauber: »Ich darf mir Zeit nehmen und auch Pausen machen. Manches darf auch länger dauern.«

Mach es allen recht
- Innerer Glaubenssatz: »Ich bin dann wertvoll, wenn alle mit mir zufrieden sind. Wenn ich Nein sage, werde ich abgelehnt.«
- Erlauber: »Ich darf meine Bedürfnisse und Standpunkte ernst nehmen. Ich bin OK, auch wenn jemand unzufrieden mit mir ist. Ich darf es auch mir recht machen.«

Sei stark
- Innerer Glaubenssatz: »Niemand darf es merken, dass ich schwach, empfindlich oder ratlos bin. Gefühle zeigt man nicht. Gefühle sind ein Zeichen von Schwäche und machen verletzbar. Indianer kennen keinen Schmerz.«
- Erlauber: »Ich darf offen sein für Zuwendung. Ich darf mir Hilfe holen und sie annehmen. Gefühle zu zeigen ist erlaubt und ein Zeichen von Stärke.«

5.5 Test – Überdruss oder Gelassenheit?

Mit diesem Test gewinnen Sie einen ersten Eindruck zu Ihrer aktuellen psychisch-mentalen Verfassung (s. auch ► Serviceteil »Burnout«). Der nun folgende Text ist mit freundlicher Genehmigung des Klett-Cotta-Verlages dem Buch »Ausgebrannt. Vom Überdruss zur Selbstentfaltung« von Pines, Aronson und Kafry (1983) entnommen.

- **Selbstdiagnose**
Sie können einen Wert für Ihren Überdruss errechnen, indem Sie den folgenden Fragebogen ausfüllen. Mit seiner Hilfe können Sie feststellen, wie Sie Ihre Arbeit oder Ihr Leben empfinden, wie Sie sich im Allgemeinen oder auch nur an diesem Tag fühlen.

Bei keinem der Tausenden von Fragebogen zur Selbstdiagnose, die im Laufe unserer Untersuchung beantwortet wurden, ergaben sich die

Werte 1 oder 7. Der Grund liegt auf der Hand: Niemand lebt im Zustand ewiger Euphorie, den der Wert 1 bezeichnen würde, und eine Person, deren Test den Wert 7 ergibt, dürfte kaum in der Lage sein, sich zur Teilnahme an einer Arbeitsgruppe oder einem Forschungsprojekt zu entschließen.

Wenn Ihr errechneter Wert zwischen 2 und 3 liegt, geht es Ihnen gut. Allerdings möchten wir Ihnen nahelegen, den Fragebogen noch einmal vorzunehmen und zu überprüfen, ob Sie wirklich aufrichtig geantwortet haben.

Wenn Sie einen Wert zwischen 3 und 4 errechnet haben, erleben Sie Ausbrennen oder Überdruss und müssen unbedingt etwas dagegen unternehmen. Wenn der errechnete Wert höher als 5 liegt, ist Ihre Krise akut und Sie benötigen dringend Hilfe.

■■ **Bewertungsskala**

Bitte beantworten Sie auf der folgenden Skala, ob Sie

- 1 – niemals
- 2 – ein- oder zweimal
- 3 – selten
- 4 – manchmal
- 5 – oft
- 6 – meistens
- 7 – immer

■■ **Berechnung des Wertes**

- Addieren Sie die für die folgenden Fragen angegebenen Werte: 1,2,4,5,7,8,9,10,11,12,13, 14,15,16,17,18,21 → (A)
- Addieren Sie auch die für diese Fragen angegebenen Werte: 3,6,19,20 → (B)
- Subtrahieren Sie (B) von 32 → (C)
- Addieren Sie (A) und (C) → (D)

1.	müde sind	1 – 2 – 3 – 4 – 5 – 6 – 7
2.	sich niedergeschlagen fühlen	1 – 2 – 3 – 4 – 5 – 6 – 7
3.	einen guten Tag haben	1 – 2 – 3 – 4 – 5 – 6 – 7
4.	körperlich erschöpft sind	1 – 2 – 3 – 4 – 5 – 6 – 7
5.	emotional erschöpft sind	1 – 2 – 3 – 4 – 5 – 6 – 7
6.	glücklich sind	1 – 2 – 3 – 4 – 5 – 6 – 7
7.	»erledigt« sind	1 – 2 – 3 – 4 – 5 – 6 – 7
8.	»ausgebrannt« sind	1 – 2 – 3 – 4 – 5 – 6 – 7
9.	unglücklich sind	1 – 2 – 3 – 4 – 5 – 6 – 7
10.	sich abgearbeitet fühlen	1 – 2 – 3 – 4 – 5 – 6 – 7
11.	sich gefangen fühlen	1 – 2 – 3 – 4 – 5 – 6 – 7
12.	sich wertlos fühlen	1 – 2 – 3 – 4 – 5 – 6 – 7
13.	überdrüssig sind	1 – 2 – 3 – 4 – 5 – 6 – 7
14.	bekümmert sind	1 – 2 – 3 – 4 – 5 – 6 – 7
15.	über andere verärgert oder enttäuscht sind	1 – 2 – 3 – 4 – 5 – 6 – 7
16.	sich schwach und hilflos fühlen	1 – 2 – 3 – 4 – 5 – 6 – 7
17.	sich hoffnungslos fühlen	1 – 2 – 3 – 4 – 5 – 6 – 7
18.	sich zurückgewiesen fühlen	1 – 2 – 3 – 4 – 5 – 6 – 7
19.	sich optimistisch fühlen	1 – 2 – 3 – 4 – 5 – 6 – 7
20.	sich tatkräftig fühlen	1 – 2 – 3 – 4 – 5 – 6 – 7
21.	Angst haben	1 – 2 – 3 – 4 – 5 – 6 – 7

— Dividieren Sie (D) durch 21 und Sie haben Ihren Überdrusswert.

5.6 Checkdreieck – Was wollen Sie, was bekommen Sie?

In ▶ Abschn. 4.3 haben wir verschiedene Verhaltensoptionen in belastenden Situationen betrachtet. In Ihrem Klinikalltag gibt es sicher Dinge, die Sie gerne hätten (etwa Handlungs- und Gestaltungsspielräume), aber nicht dem Maße bekommen, wie Sie es sich wünschen würden. Und es gibt andererseits Dinge, die Sie bekommen, die Sie aber gar nicht haben wollen, etwa die Verpflichtung Audit-Protokolle zu überprüfen. Ideal ist es, wenn Ihnen das, was Sie gerne hätten, zugestanden wird. Wenn Sie sich dieser Koordinaten stärker bewusst werden, haben Sie einen nächsten Punkt, an dem Sie ansetzen können, um Ihre Balance im Klinikalltag (wieder) zu finden (◘ Abb. 5.1).

5.7 Test – Wie gut managen Sie sich selbst?

In ▶ Abschn. 4.4 haben wir die Haltung des Handelnden sich selbst gegenüber betrachtet. Überprüfen Sie diese in dem Selbstregulationstest nach Grossarth-Maticek (1999), der uns freund-

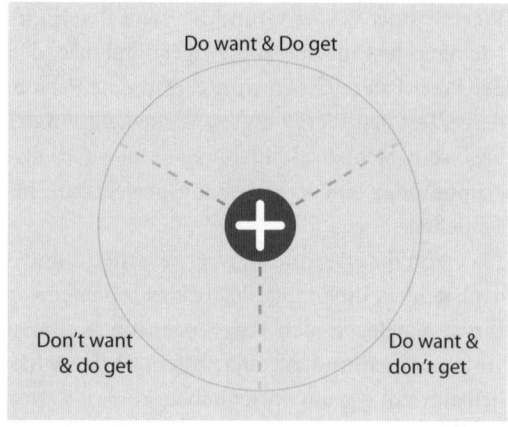

◘ **Abb. 5.1**   Checkdreieck – Was wollen Sie, was bekommen Sie?

licherweise vom Walter de Gruyter Verlag zur Verfügung gestellt wurde.

- **Kurzfragebogen zur Messung der Selbstregulation**
- ▪▪   **Bewertungsskala**
- — 1 – sehr schwach
- — 2 – schwach
- — 3 – mittelmässig, eher schwach
- — 4 – mittelmässig, eher stark
- — 5 – stark
- — 6 – sehr stark

- ▪▪   **Auswertung**
Die Punktzahlen werden addiert und durch 16 dividiert. Je höher die Punktzahl, desto ausgeprägter ist die Selbstregulation.
- — 5 bis 6 Punkte: sehr gute Selbstregulation
- — 4 bis 5 Punkte: gute Selbstregulation

1.	Durch mein Verhalten erreiche ich regelmäßig solche Zustände und Situationen, die mich positiv anregen und für das Leben motivieren. Wie stark ist diese Fähigkeit bei Ihnen ausgeprägt?	1 – 2 – 3 – 4 – 5 - 6
2.	Ich verstehe es immer wieder, meine gefühlsmäßig wichtigsten Wünsche zu verwirklichen und meine bedeutendsten Bedürfnisse zu befriedigen. Wie stark ist diese Fähigkeit bei Ihnen ausgeprägt?	1 – 2 – 3 – 4 – 5 – 6
3.	Wenn ich mich mal nicht wohlfühle, verstehe ich es immer, durch mein Verhalten für mich positive Situationen und Zustände zu erreichen, die mein Wohlbefinden wiederherstellen. Wie stark ist diese Fähigkeit bei Ihnen aus geprägt?	1 – 2 – 3 – 4 – 5 – 6
4.	Wenn mir eine Situation, eine Gruppe von Menschen oder eine Person nicht guttut, entwickle ich so lange unterschiedliche Aktivitäten, bis ich die Zustände zu meiner Zufriedenheit verändert habe. Wie stark ist diese Fähigkeit bei Ihnen ausgeprägt?	1 – 2 – 3 – 4 – 5 – 6
5.	Ich verstehe es immer wieder, unterschiedliche Bereiche in meinem Leben (z. B. Arbeit, Erholung, Privates, Hobbys, Ernährung, Bewegung, Partnerbeziehung, usw.) für mich optimal zu vereinbaren, sodass daraus lang anhaltendes Wohlbefinden entsteht. Wie stark ist diese Fähigkeit bei Ihnen ausgeprägt?	1 – 2 – 3 – 4 – 5 – 6
6.	Wenn ich mich in einer Situation bbedroht fühle, verhalte ich mich letztlich immer so, dass ich aus dieser wieder heil herauskomme. Wie stark ist diese Fähigkeit bei Ihnen ausgeprägt?	1 – 2 – 3 – 4 – 5 – 6
7.	Durch mein Verhalten erreiche ich immer Wieder meine wichtigsten Ziele. Wie stark ist diese Fähigkeit bei Ihnen ausgeprägt?	1 – 2 – 3 – 4 – 5 – 6
8.	Durch mein Verhalten erreiche ich immer wieder Situationen und Zustände, die meine ganz persönlichen Wünsche und Bedürfnisse optimal anregen und befriedigen, sodass Zufriedenheit und Wohlbefinden entstehen. Wie stark trifft diese Aussage auf Sie zu?	1 – 2 – 3 – 4 – 5 – 6
9.	Wenn mein Verhalten zu einem Misserfolg führt, ist dies nie ein Grund zur Resignation, sondern Anlass zur Verhaltensänderung. Wie stark richten Sie Ihr Verhalten an dieser Annahme aus?	1 – 2 – 3 – 4 – 5 – 6
10.	Ich bin immer wieder fähig, neue Gesichtspunkte und Verhaltensweisen zu finden, die eine überraschende und angenehme Problemlösung ermöglichen. Wie stark ist diese Fähigkeit bei Ihnen ausgeprägt?	1 – 2 – 3 – 4 – 5 – 6
11.	Ich bin in der Lage, mein Verhalten entsprechend den eingetretenen Folgen zu verändern, d. h., ich kann Verhalten abbauen, das anhaltend unangenehme Folgen hat, und ich kann solches aufbauen, das langfristig angenehme Folgen hat. Wie stark ist diese Fähigkeit bei Ihnen ausgeprägt?	1 – 2 – 3 – 4 – 5 – 6
12.	Wenn mein Verhalten nicht zum erwünschten Erfolg führt, bin ich fähig, neue Verhaltensweisen zu erfinden und zu erproben. Wie stark ist diese Fähigkeit bei Ihnen ausgeprägt?	1 – 2 – 3 – 4 – 5 – 6
13.	Durch mein Verhalten erreiche ich zu wichtigen Bezugspersonen sowohl die gewünschte Nähe als auch den notwendigen Abstand. Wie stark ist diese Fähigkeit bei Ihnen ausgeprägt?	1 – 2 – 3 – 4 – 5 – 6
14.	Durch meine tägliche Aktivität löse ich bei mir immer wieder innere Zufriedenheit aus. Wie stark ist diese Fähigkeit bei Ihnen ausgeprägt?	1 – 2 – 3 – 4 – 5 – 6
15.	Durch meine tägliche Aktivität erreiche ich immer wieder seelisches und körperliches Wohlbefinden. Wie stark trifft diese Aussage auf Sie zu?	1 – 2 – 3 – 4 – 5 – 6
16.	Durch mein Verhalten erreiche ich immer wieder Situationen, die bei mir lustvolle Erlebnisse hervorrufen. Wie stark trifft diese Aussage auf Sie zu?	1 – 2 – 3 – 4 – 5 – 6

- ▬ 3,5 bis 4 Punkte: befriedigende Selbstregulation
- ▬ 2 bis 3,5 Punkte: eher schlechte Selbstregulation
- ▬ 1 bis 2 Punkte: sehr schlechte Selbstregulation

5.8   Meditationsübung Eins – Der Bodyscan

Eine erste Meditationsübung »Atemtechnik« haben wir Ihnen zum Abschluss des ▶ Kap. 4 vorgestellt. Hier nun zwei weitere Übungen nach Jon Kabat-Zinn, mit denen Sie Ihre Sinne trainieren.

■ **Vorbereitung**

Ziehen Sie sich in einen ruhigen Raum zurück. Legen Sie sich in bequemer Kleidung auf eine Matte (Teppich), unter Kreuz und Kniekehlen ein zusammengerolltes Tuch, sodass Sie mit dem ganzen Körper entspannt aufliegen. Schließen Sie die Augen.

■ **Die Übung**

Schritt 1 Fühlen Sie bei jedem Ein- und Ausatmen das Heben und Senken der Bauchdecke. Lassen Sie sich etwas Zeit, um Ihren Körper von Kopf bis Fuß zu erspüren, als ein von der Haut umhülltes Ganzes.

Schritt 2 Richten Sie die Aufmerksamkeit auf den linken Fuß: Stellen Sie sich vor, dass Sie bis in die Zehen »hineinatmen«. Nun spüren Sie alle Empfindungen und Spannungen in Ihren Zehen: Sind sie warm, kalt, beginnen sie plötzlich zu jucken, fühlen sie sich aufgeschwollen an? Wenn Sie nichts spüren, dann spüren Sie eben nichts. Was immer auftaucht, ist in Ordnung und wird einfach nur wahrgenommen. Dann stellen Sie sich vor, dass Sie mit dem Ausatmen alle Gefühle und Spannungen auflösen.

Schritt 3 Auf diese Weise gehen Sie mit Ihrer Aufmerksamkeit zu den Sohlen, der Ferse, dem Rist und Fußgelenk weiter, während Sie in jeden Bereich hinein- und wieder hinausatmen und auf alle auftauchenden Empfindungen achten. Alles, was auftaucht, an Gefühlen und Empfindungen wird registriert und mit dem Ausatmen wieder losgelassen.

Schritt 4 Sobald Sie merken, dass Sie mit den Gedanken abschweifen, holen Sie sie zum Atem und zur jeweiligen Körperregion zurück.

Auf diese Weise wird der ganze Körper sanft mit Aufmerksamkeit und Atem »abgetastet«: linker Fuß bis hinauf zum Becken, rechter Fuß bis zum Becken, dann Gesäß und Bauch, Vorderseite und Rücken, linke Hand bis zur Schulter, rechte Hand bis zur Schulter, Nacken, Hals, Kopf und Gesicht.

Abschluss Am Ende eines »Durchgangs« wird sich ein tief entspannter und gelöster Zustand eingestellt haben. Verweilen Sie noch einige Zeit darin und beenden Sie die Übung nicht abrupt.

5.9   Meditationsübung Zwei – Das Hören

Schritt 1 Setzen oder stellen Sie sich hin. Schließen Sie ihre Augen. Konzentrieren Sie sich auf die Geräusche im Raum oder in der Natur.

Schritt 2 Interpretieren oder werten Sie die Geräusche nicht, lassen Sie sich voll und ganz auf die Geräusche in der Umgebung ein.

Schritt 3 Wenn Sie durch Gedanken abgelenkt werden, kehren Sie zur Konzentration auf die Geräusche zurück

Schritt 4 Sie sind »Nur hören«.

Abschluss Beenden Sie die Übung nach frühestens 5 Minuten. Sie werden überrascht sein, was sich alles um Sie herum wahrnehmen lässt.

Danksagung und Ausblick

5

Wir danken unseren Interviewpartnern, die sich die Zeit für ausführliche und aussagekräftige Interviews genommen haben und die neue, überraschende und aussagekräftige Blickwinkel in die wissenschaftliche Diskussion bringen. Jeder unserer Interviewpartner hat unser Wissen bereichert und wir freuen uns auf weitere, gemeinsame Vorhaben, die sich hier abzeichnen. Interessierte Ärzte werden in den Interviews viele, auf ihren Klinikalltag bezogene, wertvolle Anregungen finden: für unterstützende Angebote zur Gestaltung des Arbeitsumfeldes Klinik und für eine sehr genaue Sicht auf die persönliche Lebensgestaltung.

Wir danken unserer Co-Autorin Katharina Daniels, die uns in der inhaltlichen und organisatorischen Entwicklung dieses Buches begleitet und unterstützt hat. Frau Daniels war uns eine intellektuelle Sparringspartnerin, die mit ihrer journalistischen Kompetenz unsere aus verschiedenen wissenschaftlichen und beruflichen Provenienzen erwachsenen Perspektiven auf das Thema dieses Buches textlich feingeschliffen und in einen gemeinsamen Stil gebunden hat.

Wir danken Jürgen Elsen, der mit großem Feingefühl und Sinn für zeichnerische Pointierungen komplexe inhaltliche Aussagen in eine aussagekräftige visuelle Form gebracht hat. Frau Daniels und Herr Elsen haben uns vertiefend in Quellenrecherche und Sondierung unterstützt.

Wir danken allen, die uns neue Blickwinkel auf das Lebensthema Gelassenheit eröffnen. Ich (Hollmann) danke meinen ärztlichen Klienten, die in vielen Coachings und Beratungen meinen Blick geschärft haben für die Erfordernisse aber auch die nicht selten ungenutzten Möglichkeiten im Klinikalltag. Ich (Geissler) danke meinem Zen-Meister Hinnerk Polenski, dass er mir einen Weg zur Entwicklung der eigenen Potenziale eröffnet hat.

Die Entwicklungen im Kliniksektor fordern den ärztlichen Leistungsträgern hohe Tribute ab und wir sehen derzeit noch keinen Turn around. Angesichts der Situation ist es für Leitende Ärzte umso wichtiger, die eigene Position in der Klinik als Chance für das Einfordern von Veränderungen im Außen zu erkennen. Nachhaltige Zufriedenheit entsteht aus der inneren Balance und dem Erkennen und Verstehen der eigene Potenziale und Entfaltungsmöglichkeiten. Wenn es uns mit diesem Buch gelungen ist, unseren Lesern Wege aufzuzeigen, um in einem fordernden beruflichen Umfeld ihre Aufgaben noch lange mit tiefer Freude und Gelassenheit ausüben zu können – dann ist uns dies der größte Dank!

Definitionen des Burnout: Stand der wissenschaftlichen Diskussion

Die jüngste Erhebung zum Zeitpunkt der Drucklegung dieses Buches entstammt dem DAK Gesundheitsreport 2012: Jeder dritte Arbeitnehmer der in Vorruhestand geht, leidet unter psychischen Erkrankungen wie Panikattacken, Depressionen oder Burnout. Damit sind die psychischen Belastungen Volkskrankheit Nummer eins. Psychische Belastungen erhöhen das Herzinfarktrisiko immens. Der Erhebung liegt eine repräsentative Umfrage bei 3000 Erwerbstätigen zugrunde. Sie belegt den Anstieg der Fehltage aufgrund von psychischen Erkrankungen von 12,1% im Jahr 2010 auf 13.4% im Jahr 2011. Diese Arbeitsausfälle und die damit verbundenen Behandlungen und Frühverrentungen verschlingen Milliarden Euro. Beschäftigte, die auf Dauer starkem beruflichem Stress, Zeitdruck, Überforderung und Arbeitsverdichtung ausgesetzt sind, haben ein sehr hohes Risiko, psychisch zu erkranken (www.bptk.de/aktuell/einzelseite/artikel/psychische-b-1.html).

- **Kurzdefinition Burnout nach herrschender Meinung**

Burnout (Ausgebranntsein) steht für einen emotionalen, geistigen und körperlichen Erschöpfungszustand. Symptome zeigen sich in einem Prozess von emotionaler Erschöpfung, Depersonalisation und abnehmender Leistungsfähigkeit.
- Emotionale Erschöpfung: Empfinden vollkommener Kraftlosigkeit und innerer Leere,
- Depersonalisation: gefühllose, zynische oder sarkastische Einstellung gegenüber anderen Menschen.
- Verminderte Leistungsfähigkeit: setzt ein bei anhaltender emotionaler Erschöpfung und Depersonalisation. Neben der objektiven Leistungseinschränkung ist der Verlust des Selbstvertrauens kennzeichnend. (»Maslach-Burnout-Inventory«; ▶ Abschn. 2.2).

Die Missachtung der Erschöpfungsspirale kann zum Karoshi führen (▶ Abschn. 3.4)

- **Kulturhistorische Einordnung**

Historisch hat es das Phänomen Burnout vermutlich zu allen Zeiten und in allen Kulturen gegeben, Schall (1993) bezieht sich auf die in der Bibel (Elias 1, Könige 19) beschriebene Elias-Müdigkeit des Propheten, dessen Predigten bei höchstem Engagement auf Ablehnung und Todesdrohungen stießen. In der Internetwochenzeitschrift »Der Freitag« (Petrick 2011) wird in essayistischer Form Adam als erster vom Burnout betroffener Mensch beschrieben. Schon bei Shakespeare taucht Ende des 16. Jahrhunderts das Verb »to burn out« auf. Anfang der 70er Jahre des 20. Jahrhunderts popularisierte u. a. der Psychoanalytiker Herbert J. Freudenberger den Begriff. Graham Greene, beschreibt in seinem Roman »A burnt-out-case« den Werdegang eines desillusionierten Architekten.

- **Stand der wissenschaftlichen Diskussion zum Phänomen Burnout**

Bisher existiert keine einheitliche oder gar international konsentierte Definition des Burnout-Syndroms und Burnout hat noch keinen Eingang in die aktuellen Versionen gängiger Klassifikationssysteme ICD-10 gefunden. (Kaschka et. al 2011). In der ICD-10 ist es im Abschnitt Z73 (»Probleme mit der Lebensbewältigung«) mit dem Diagnoseschlüssel Z73.0 als »Ausgebranntsein und Zustand der totalen Erschöpfung« erfasst – als Rahmen- oder Zusatzdiagnose, nicht aber als Behandlungsdiagnose, Die Aussagekraft des Cortisol-Spiegels als Indikator von Burnout wird international erforscht: »Alles ist noch wesentlich komplizierter« schreibt Burisch in seinem Standardwerk „Das Burnout-Syndrom" (Burisch 2010) nach sorgfältiger Auswertung international anerkannter, kontrollierter Studien. In der Definition von Burnout wird vielfach von einer Erschöpfungsdepression gesprochen, der Begriff Burnout wird mit einer Selbstüberforderung oder eine Überforderung von außen assoziiert. Die Abgrenzung von Burnout zu anderen im ICD-10 erfassten Klassifikationen ist strittig: Neurasthenie (auch Chronique Fatigue Syndrom, CFS) weist Überschneidungen in der Symptomatik auf wie Reizbarkeit und Spannungskopfschmerz, die Ursachen sind unklar, immunologische Faktoren werden diskutiert. Die Stimmen mehren sich, die Burnout für ein »Modewort« halten und als Depression interpretieren. Dem halten andere entgegen, dass eine Depression nicht notwendig mit Selbstüberforderung oder Überforderung verbunden ist. Teilweise wird Burnout auch als Risikofaktor für die Entwicklung einer Depression gesehen.

- **Ursachen von Burnout in der wissenschaftlichen Diskussion**

Hier stehen sich zwei Antipoden gegenüber: Maslach (▶ Abschn. 2.2) gilt als eine der vehementesten Verfechterinnen des arbeitsplatzbezogenen Burnout. Burnout sei in den Bedingungen am Arbeitsplatz begründet und ein Problem des Managements. Die Verfechter des im Individuum selbst begründeten Burnout sehen die »Big Five« (fünf Persönlichkeitsvariablen) als »Brandschleuniger« des Ausgebranntseins (Bakker 2002), die wiederum in Gegensätzen auftreten. Dies sind Extraversion versus Introversion, Liebenswürdigkeit (»agreeableness«) versus Feindseligkeit (»hostility«), Gewissenhaftigkeit (»conscientiousness«) versus Schludrigkeit (»lack of conscientiousness«), Gefühlsstabilität (»emotional stability«) versus Neurotizismus (»neuroticism«) und intellektuelle Aufgeschlossenheit (»intellect/autonomy or openness to experience«) versus mangelnde Intellektualität und Starrheit (»lack of intellect/autonomy or closedness to experience«). Die Studienlage zur Interdependenz der Big Five mit Burnout ist multipel, vor allem Neurotizismus wird als »Brandbeschleuniger« erkannt (s. hierzu auch das Interview in ▶ Abschn. 4.6). Eine sehr fundierte Übersicht über die Studienlage findet sich bei Bakker (2002).

Burisch differenziert zwischen inneren (persönlichkeitsbedingten) und äußeren (umweltbedingten) ätiologischen Faktoren. Zu den inneren Faktoren zählt Burisch u. a. Idealismus, Ehrgeiz, Perfektionismus, Bedürfnis nach Anerkennung, Unterdrückung eigener Bedürfnisse, Selbstüberschätzung und Arbeit als Ersatz für soziales Leben. Zu den äußeren Faktoren gehören laut Burisch u. a. hohe Arbeitsanforderungen, Zeitdruck, administrative Zwänge, problematische institutionelle Vorgaben und Strukturen, mangelnde Ressourcen, Mangel an positivem Feedback und Rollenunklarheit. Die Burisch-Faktoren liegen großen Studien (▶ Abschn. 3.8) als Burnout-Inventar zugrunde. Weitere Screening-Instrumente sind u. a. das »Maslach Burnout Inventory« (s. oben), das »Anforderungs-Kontroll-Modell« (▶ Abschn. 2.2) und das »Efford Reward Imbalance-Modell« (Gratifikationskrise; ▶ Abschn. 3.7). Einen summarischen Überblick bieten Kaschka, Korczak und Broich (2011), als Standardwerk gilt »Das Burnout-Syndrom« von Burisch (2010), weitere spezielle Beiträge zum Burnout (Buch, Fachmagazine, Studien) finden sich im Literaturverzeichnis.

- **Verlaufsformen des Burnout in der wissenschaftlichen Diskussion**

In der Forschung zum Verlauf des Burnout-Prozesses variieren die Ansätze stark (Burisch 2010). Der amerikanische Psychiater Gary Cherniss etwa unterteilt in drei Phasen: hohe Belastung im Arbeitsumfeld, Ängste, Anspannungen, Erschöpfung und Rückzug, Herbert J. Freudenberger, deutsch-amerikanischer, klinischer Psychologe und Psychoanalytiker (1926–1999) entwickelte ein 12-Phasen-Modell. Christina Maslach, Professorin der Psychologie an der University of Berkely (»Maslach Burnout Inventory«) unterteilt wie Cherniss auch in drei Phasen mit etwas anderer Gewichtung: emotionale Erschöpfung, Rückzug von der Umwelt und Beschränkung des Arbeitspensums auf ein Mindestmaß, bis zum Widerwillen gegen andere und sich selbst. Das

Modell nach Jerry Edelwich (amerikanischer Arzt und Burnoutforscher) unterteilt in fünf Phasen. Überwiegend wird das Burnout-Syndrom in einer Zusammenfassung aller Ansätze wie folgt beschrieben: Auf Enthusiasmus und übermäßiges Engagement im Beruf folgen Stagnation und Frustration. Darauf folgt Apathie, die sich schließlich als Erschöpfungsdepression zeigen kann.

In diesem Buch stellen wir jüngste, aktuelle Forschungsergebnisse zum Burnout vor: Die österreichischen Studie zum Burnout bei Klinikärzten unter Leitung von Professor Hofmann (▶ Abschn. 3.8) ist die »größte Studie«, die bislang zu diesem Forschungsgebiet gemacht wurde. Es sind drei Phasen evaluiert worden. Hofmann: »Wir können jetzt von einem evidenzbasierten Verlaufsmodell sprechen«.

Ärzte, die sich ihrem Empfinden nach in einer der fortgeschrittenen Phasen der Erschöpfung befinden und sich nicht mehr in der Lage sehen, regulierend einzugreifen, sollten sich professionelle Hilfe seitens eines Psychiaters, ärztlichen Psychotherapeuten oder anderer ausgewiesener Experten suchen (▶ Abschn. 3.3), Ansprechpartner sind auch Kliniken, die sich auf diese Erkrankung spezialisiert haben, in unseren Interviews vertiefen unsere Gesprächspartner Dr. Joachim Galuska (Heiligenfeld Kliniken) und Dr. Dietmar Hansch (Klinik Wollmarshöhe) den therapeutischen Ansatz in diesen Spezialkliniken (▶ Abschn. 1.2 und ▶ Abschn. 4.6).

Literatur

Bakker A (2002) The relationship between the big five personality factors and burnout: A study among volunteer counselors. J Soc Psychol 135(5). http://www.beanmanaged.eu/pdf/articles/arnoldbakker/article_arnold_bakker_141.pdf

Bergner T (2004) Burnout bei Ärzten: Lebens-Aufgabe statt Lebensaufgabe. Dtsch Ärztebl 101: 2232–2234

Bergner T (2008) Burnout bei Ärzten. Schattauer, Stuttgart

Bergner T (2010) Burnout-Prävention, 2. Aufl. Schattauer, Stuttgart

Brand S, Holsboer-Trachsler E, Naranjo JR, Schmidt S (2012): Influence of mindfulness practice on cortisol and sleep in long-term and short-term meditators. Neuropsychobiology 65(3): 109–118

Brewer JA, Worhunsky PD, Gray JR, Tang YY, Weber J, Kober H (2011) Meditation training is associated with differences in default mode network activity and connectivity. Proc Natl Acad Sci USA 108(50): 20254–20259

Busch H-P (2011) Das Profil des Chefarztes im Wandel, Arzt und Krankenhaus 10, 312–315

Burisch M (2010) Das Burnout-Syndrom, 4. Aufl. Springer, Berlin Heidelberg

Daniels K (2012) Mehr vom Geschäft verstehen. Dtsch Ärztebl 109(25): A1341–A1342

Fleischer W (2010) Arbeitszufriedenheit von Klinikärzten: Wege aus dem Jammertal. Dtsch Ärztebl 107(22): A1131

Fuchs H, Huber A (2007) Selfness: Nehmen Sie Ihr Leben in die Hand. dtv, München

Geuenich K (2010) Sind gestresste Ärzte die depressiven Patienten von morgen?« Dtsch Ärztebl 107(9): 411

Grepmair L, Mitterlehner F, Loew T, Bachler E, Rother W, Nickel M (2007) Promoting mindfulness in psychotherapists in training influences the treatment results of their patients: A randomized, double-blind, controlled study. Psychother Psychosom 76: 332–338

Grossarth-Maticek R (1999) Systemische Epidemiologie und präventive Verhaltensmedizin chronischer Erkrankungen. Strategien zur Aufrechterhaltung der Gesundheit. de Gruyter, Berlin New York

Hollmann J (2012) Führungskompetenz für Leitende Ärzte im Krankenhaus – Motivation, Teamführung, Konfliktmanagement, 2. Aufl. Springer, Berlin Heidelberg

Hollmann J, Daniels K (2011) Anders wirtschaften – was Erfolgreiche besser machen / Integrale Konzepte für ein neues Wachstum in dynamischen Märkten. Gabler, Wiesbaden

Hölzel BK, Carmody J, Vangel M, Congleton C, Yerramsetti SM, Gard T, Lazar SW (2011) Mindfulness practice leads to increases in regional brain gray matter density. Psychiatry Res 191(1): 36–43

Hölzel BK, Carmody J, Evans KC, Hoge EA, Dusek JA, Morgan L, Pitman RK, Lazar SW (2010) Stress reduction correlates with structural changes in the amygdale. Soc Cogn Affect Neurosci 5(1): 11–17

Hübler A, Scheuch K et al. (2009) Berufliche Belastung, Gesundheitszustand und Arbeitszufriedenheit sächsischer Ärzte. Sächsische Landesärztekammer, Dresden

Jacobs TL, Epel ES, Lin J, Blackburn EH, Wolkowitz OM, Bridwell DA, Zanesco AP, Aichele SR, Sahdra BK, MacLean KA, King BG, Shaver PR, Rosenberg EL, Ferrer E, Wallace BA, Saron CD. (2011) Intensive meditationtraining, immunecell telomeraseactivity and psychological mediators. Psychoneuroendocrinology 36(5): 664–681

Kaluza G. (2004) Stressbewältigung, 2. Aufl. Springer, Berlin Heidelberg

Kaschka WP, Korczak D., Broich K (2011) Modediagnose Burn-out. Dtsch Arztebl 108(46): 781–787

Kiecolt-Glaser JK, Christian L, Preston H, Houts CR, Malarkey WB, Emery CF, Glaser R. (2010) Stress, inflammation, and yoga practice. Psychosom Med 72(2): 113–121

Klein S (2008) Zeit – Der Stoff, aus dem das Leben ist, eine Gebrauchsanleitung. Fischer, Frankfurt am Main

Knüppel W, Ahrens P, Werr G (2006) Spagat zwischen Medizin und Management. Dtsch Ärztebl 103(31–32): A2124–A2125

Kocher M (2005): Unter Druck. focus konkret Magazin von Gesundheitsförderung Schweiz 24:6–10

Krasner MS, Epstein RM, Beckman H, Suchman AL, Chapman B, Mooney CJ, Quill TE (2009) Association of an educational program in mindful communication with burnout, empathy and attitudes among primary care physicians. JAMA 302(12): 1284–1293

Lautenschlager NT, Cox KL, Flicker L, Foster JK, van Bockxmeer FM, Xiao J, Greenop KR, Almeida OP (2008) Effect of physical activity on cognitive function in older adults at risk for Alzheimer disease: A randomized trial. JAMA 300(9): 1027–1037

Manikonda JP, Störk S, Tögel S, Lobmüller A, Grünberg I, Bedel S, Schardt F, Angermann CE, Jahns R, Voelker W (2008) Contemplative meditation reduces ambulatory blood pressure an stress-induced hypertension: a randomized pilot trial. J Hum Hypertens 22: 138–140

Martarelli D, Cocchioni M, Scuri S, Pompei P. (2009) Diaphragmatic breathing reduces exercise-induced oxidative stress evidence-based complementary and alternative medicine. eCAM, Page 1 of 9

Maslach C, Leiter MP (2001) Die Wahrheit über Burnout – Stress am Arbeitsplatz und was Sie dagegen tun können. Springer, Wien New York

Mayer K (2007) Frühe Erfahrungen prägen Stresstoleranz. Pharmazeutische Zeitung Online, Ausgabe 25. www.pharmazeutische-zeitung.de/index.php?id=3237

McManus IC, Keeling A (2004) Paice, stress, burnout and doctors attitudes to work are determined by personality and learning style: A twelve year longitudinal study of UK medical graduates. BMC Medicine 2(29): 1–12

Mohan A, Sharma R, Bijlani RL (2011) Effect of meditation on stress-induced changes in cognitive functions. J Altern Complement Med 17 (3): 207–212

Newberg ABJ, Iversen J (2003) The neural basis of the complex mental task of meditation: neurotransmitter and neurochemical considerations. Medical Hypotheses 61(2): 282–291

Olivo EL (2009) Protection throughout the life span: the psychoneuroimmunologic impact of Indo-Tibetan meditative and yogic practices. Ann N Y Acad Sci 1172: 163–171

Peschkes L (1998) Präventive Rehabilitation. In: Cernavin O, Wilken UJ (Hrsg) Dienstleistung Prävention. Universum, Wiesbaden

Petrick J (2011) Der Freitag: War Adam das erste Opfer des Burn-out-Syndroms? http://www.freitag.de/community/blogs/joachim-petrick/war-adam-das-erste-opfer-des–burn–out–syndroms

Pines AM, Aronson E, Kafry D (1983) Ausgebrannt. Vom Überdruss zur Selbstentfaltung (aus dem Amerik. von Agnes von Cranach). Klett-Cotta, Stuttgart

Polenski H (2010) Die Linie im Chaos – Zen, Ethik, Leadership. Kamphausen, Bielefeld

Polenski H (2012) Hör auf zu denken, sei einfach glücklich. Barth, München

Puterman E, Lin J, Blackburn E, O'Donovan A, Adler N, Epel E (2010) The power of exercise: Buffering the effect of chronic stress on telomere length, PLoS One (5):e10837

Rees B (2011) Overview of outcome data of potential meditation training for soldier resilience. Military Medicine 176(11): 1232–1242

Schall UT (1993) Erschöpft-müde-ausgebrannt, Überforderung und Resignation vermeiden, vermindern, heilen. Echter, Würzburg. http://www.pkgodzik.de/fileadmin/user_upload/Hospizarbeit/Burn-out-Syndrom.pdf

Scharnhorst J (2008) Resilienz – Neue Arbeitsbedingungen erfordern neue Fähigkeiten. In: Berufsverband deutscher Psychologen und Psychologinnen (Hrsg), Psychische Gesundheit am Arbeitsplatz in Deutschland, Gesundheitsbericht. BDP Berlin, S 51–53

Schneglberger J. (2010) Burnout-Prävention unter psychodynamischem Aspekt. Springer VS Verlag für Sozialwissenschaften Berlin Heidelberg

Schrauth M. et al. (2009) Selbstbild, Arztbild und Arzt-Ideal, ein Vergleich Medizinstudierender 1981 und 2006. Psychother Psychosom Med Psychol 59(12): 446–453

Seneca (2008) De brevitate vitae – Von der Kürze des Lebens. Reclam, Stuttgart

Taubert M, Lohmann G, Margulies DS, Villringer A, Ragert P (2011) Long-term effects of motor training on resting-state networks and underlying brain structure. Neuroimage 57(4):1492–1498

Tang YY, Ma Y, Fan Y, Feng H, Wang J, Feng S, Lu Q, Hu B, Lin Y, Li J, Zhang Y, Wang Y, Zhou L, Fan M (2009), Central and autonomic nervous system interaction is altered by short-term meditation Proc Natl Acad Sci USA 106(22): 8865–8870

Thieme Wissenschaftsinformationen: Biblischer Mythos vom gesunden Arzt macht Mediziner krank in:http://www.dr-mueck.de/Wissenschaftsinfos/Thieme-Pressetexte/Arzt-Gesundheit-Krankheit.htm

Thomas NK (2004) Resident Burnout. JAMA 292(23): 2880–2889

Ulich E, Wülser M (2005) Gesundheitsmanagement in Unternehmen – Arbeitspsychologische Perspektiven, 2. Aufl. Gabler, Wiesbaden

Uhle T, Treier M (2011) Betriebliches Gesundheitsmanagement. Springer, Berlin Heidelberg

Vogt M, Schüler-Schneider A (2008) Stress und Burnout bei Ärzten – Enttabuisierung tut not, Hess Ärztebl 4: 224–226

Stichwortverzeichnis

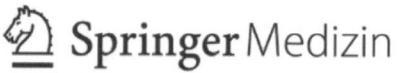
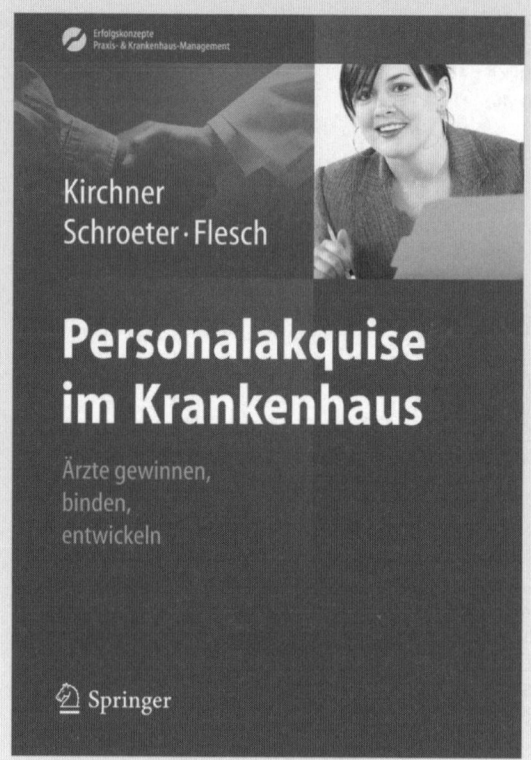